中医师承学堂
中医临床家书系

刘方柏 疑难证治二十法

——如何把"临证思维"落到实处

第二版

刘方柏　著

刘曦昀　整理

中国中医药出版社
·北京·

图书在版编目（CIP）数据

刘方柏疑难证治二十法：如何把"临床思维"落到实处 / 刘方柏著；刘曦昀整理 . -- 2 版 . -- 北京：中国中医药出版社，2025. 6. --（中医师承学堂）（中医临床家书系）. -- ISBN 978-7-5132-9475-1

Ⅰ. R242

中国国家版本馆 CIP 数据核字第 2025EF8556 号

中国中医药出版社出版

北京经济技术开发区科创十三街 31 号院二区 8 号楼

邮政编码　100176

传真　010-64405721

河北盛世彩捷印刷有限公司印刷

各地新华书店经销

开本 710×1000　1/16　印张 11　字数 186 千字

2025 年 6 月第 2 版　2025 年 6 月第 1 次印刷

书号　ISBN 978 - 7 - 5132 - 9475 - 1

定价　48.00 元

网址　www.cptcm.com

服 务 热 线　010-64405510

购 书 热 线　010-89535836

维 权 打 假　010-64405753

微信服务号　zgzyycbs

微商城网址　https://kdt.im/LIdUGr

官 方 微 博　http://e.weibo.com/cptcm

天猫旗舰店网址　https://zgzyycbs.tmall.com

如有印装质量问题请与本社出版部联系（010-64405510）

再版前言

《刘方柏疑难证治二十法》面世一转眼竟近九年了！在这已不算短的时间里，它接受了业内相当多读者的严格审视和应用验证，所幸的是，它被认可了。其间，除不断有人来信赞赏外，每次我在各处作完学术报告后，总有参会者挤到身边，欣喜地畅吐他用书中某法治愈了自己久治不效的病。网络上更有称"这本书像是一把神奇的钥匙，能打开疾病这个紧闭的大门"。如果说，这一切从总体上反映了该书在应用上已为广大临床人员提供了较大的帮助，那么，首届国医大师郭子光在看完书稿后，当即兴奋地打来电话，称该书是我"医道为干为形，人文为根为魂"理念最集中的体现。"它必将为医道开启一道全新的精进之门"，则从文化的高度对它从另一个角度进行了评价。这使我情不自禁地回想起了当年的写作历程。

近些年来，受科技发展潮流的影响，中医界科研热忱也不断高涨。而我一直认为，中医的科研必须以临床需要为选题，以提高临床疗效为目标，于传统中突破，于突破中丰富临床。因而，从开始我即将此作为一个科研课题来做。

既为科研课题，则需有立项理由。其理由是充分的。首先，它具有创造性。将现代思维学引入中医学，同传统思维融合，能增强临床思维这个亟待开垦荒地的"拓荒力"。第二，具有新颖性。借鉴军事学高度精练的表述形式，对复杂的辨证论治加以生动明瞭的表述，使人一看就懂。第三，具有实用性。每论的精神紧系临床，力避空泛虚说，于临床切实地发挥普遍指导作用。第四，具有可行性。只要有临床舞台，即可加以使用。此外，中医的科研课题还应有一个"守正性"，即必须以中医学术自身为主体，借鉴其他学科以丰富自己，引入新的知识以赋能自己。可见，这个课题是符合立项要求的。

其追求的目标只有一个，那就是提高临床疗效。

其展示的特色只有一个，那就是迥异于他书体例。

其研究的手段也只有一个，那就是创用新的思维方法，对疑难病症进行深入解析和论治。

其验证方法是不言而喻的，那就是业内人士评价的总和，以及普适价值的临床观察。

新型冠状病毒感染为全球西医无特效药可治之病，中医勇于接手，是对极大权威的挑战。而该书开宗明义，第一法即挑战权威法，详论采用发散思维，以极为灵活的思维产生爆发性创新力，另辟蹊径地找到治疗疑难病的新方法。

抗疫中中医大胆质疑无特效药治的固论，在没有现成经验可资效仿的前提下，冲破寒温界线，重新组合方药，从而获得了震惊世人的疗效。作为一本研究疑难病的专著，其所论所倡，从这一彪炳史册的事实中，也算是经受了最具权威意义的验证。

因而，可以说经历了九年时间的"追踪观察"，以多指标进行检测，课题的结题结论应该是还算成功的。

当出版社通知本书将再版，要我写个再版前言时，我写了上面这些内容，意在感谢读者的厚爱，感谢出版社的推介，同时也表达自己的敝帚自珍的心情。

刘方柏

2025 年 1 月 12 日

序 言

昔贤张景岳论曰："医不贵于能愈病，而贵于能愈难病。病不贵于能延医，而贵于能延真医。夫天下事我能之，人亦能之，非难事也；天下病我能愈之，人亦能愈之，非难病也。唯其事之难也，斯非常人之可知；病之难也，斯非常医所能疗。故必有非常之人，而后可为非常之事；必有非常之医，而后可疗非常之病。"

刘方柏大夫，乃吾已故挚友、著名经方家江尔逊先生之高足，蜀中"非常之医"、"真医"、名医也。他天资聪明，悟性过人，善于读书，勤于思考，蕴涵厚重，坚持"医道为干为形，人文为根为魂"的理念，远涉诸子百家垂训之义理，以穷究天地阴阳气化生命之真谛；近取历代名医名著之精粹，潜心体察，埋头临床，专注疑难病症之治疗与探讨，潺潺不息，孜孜不懈，数十年如一日，不知老之将至！终于集腋成裘，"恒久而得积累"，他继《刘方柏重急奇顽证治实》《刘方柏临证百方大解密》等专著问世，崭露头角，名噪杏林之后，又把诊治疑难病症的经验提升到临床思维方法的高度，加以梳理研究、总结概括，成为人文属性鲜明的、由博返约、传神点睛、通俗易懂、利于使用的专著——《刘方柏疑难证治二十法》。每一法都有思维论述、案例展示、方药解析、承古纳今，可谓五十年磨一剑，开启又一扇中医治疗疑难病症的精进之门，厥功甚伟！时逢盛世，百花争妍，杏林园中，又添奇葩，乃欣然命笔为序，以表祝贺。

甲午之春西蜀郭子光

书系总序

对于中医的重视、中医经典的重视，从来没有像今天这般隆重而广泛，这般深远而透彻。从国家55年的中医院校学历教育，到国家五批师承教育，以及三批全国中医临床优秀人才研修项目，各省市、各中医院对人才培养的关注与投入，均显示出极大的热情。

中医的理念与方法，符合自然与人类和谐之道。敬畏自然、回归自然，回归人的本体，回归中医，已成为人类健康及社会可持续发展的共识。尤其中医与中国国学理念交融、渗透，是中华民族智慧的典范。传承中医学术，弘扬中华文化，如身体与灵魂般密不可分。最具民族性，也最具世界性。作为中医教育者，也是践行者，培养新人，服务临床，我深感承载的历史使命与责任，义不容辞……

中医的发展迎来了真正的春天。在谈及中医未来发展时，国医大师邓铁涛曾谈道：中医之源头在黄河，中医之崛起在长江，中医未来之发展必将从珠江，走向大海，传遍世界……广州，中国的南大门，改革开放的前沿，秉南方之火性与珠江旁海之水德，刚柔相得，水火既济，孕育了中医繁荣之沃土，天华物茂，生机勃勃。作为全国首批"五老"中医高校之一的广州中医药大学，以敢为人先的气概，在经典教学的运用、推广方面做出诸多探索和努力，令学术界侧目：率先创立中医经典回归临床的教学模式近30年；创办全国经方班12届、国际经方班2届；创建经典临床查房视频案例库已7年；创新《伤寒论》教材，首次将《伤寒论》改为《伤寒学》，并提出"伤寒学"概念；独创《伤寒论》DVD教材……

三代伤寒人的努力，构建了基于临床辨证能力培养的"六梯级"《伤寒论》课程体系，即突出"一"个特色理念，在实践中诠释、运用和发扬《伤寒论》，使之成为具有强大生命力的活体知识;独创"二"个资源基地,即广州中医药大学第一附属医院经典临床病区和全国经方班专家查房指导基地,成为教材与教学创新原创思想库;搭建"三"个运用平台,即课堂、临床、网络学习,丰富教学空间;融入"四"种学习方法,即PBL教学、自主学习、讨论式学习与贯通学习,注入现代新的教学理念;拓展"五"级训练台阶,将中医经典教学由本科教学延伸至研究生、临床医师,形成本科早期——本科后期——硕士阶段——博士阶段——临床医师(继续教育)五阶段,搭建中医经典终身学习平台;构建"六"类成果推广模式,即平面教材、视频教材、网络教材、电视媒体、学术交流、图书出版。

为顺应新的社会需求,充分发挥高校教学资源优势,广州中医药大学经典临床研究所以包容、开放的姿态,在全国聘任一批坚守临床、治学严谨、脚踏实地、专有所攻,有独到学术见解和理论建树的学者担任本所客座教授,以组建强大的经典师资库。目前已聘冯世纶、刘方柏、余国俊、张磊、高建忠、张英栋等多位专家,旨在推动学术、推广经典、服务临床、共享资源。

由广州中医药大学经典临床研究所与中国中医药出版社联手,刘观涛主任通力策划,以广州中医药大学经典临床研究所、全国经方班为平台,汇聚海内外临床精英,着力推出"学经典、做临床、求创新"与时俱进、原创、现代版中医临床系列读本,既是经典教学内容与环节的延伸,也是高校与出版媒体"强强"合作的新尝试。

作者有前贤长辈,也有后学新人。他们秉承经旨,以鲜活的案例、清新的格调、全新的视角、独到的思维,解读经典,布诚"玩味",共享"绝活",实实在在,实用实惠,宛如一壶壶酱香"老酒",一滴在心,回味无穷……

中医伟业顶天立地,中医经典源远流长,中医学术推陈致新,中医队伍辈有英才。

经典不朽!学术长青!是仲景之愿、中医之愿、中国之愿也!是以为序。

李赛美于广州中医药大学

2025 年 3 月 20 日

前　言

将现代思维学引入中医学，以增强对疑难病症的辨治能力，是我默默进行了二十多年的一项临床重要研究。

这是一项不按立项、开题等程序进行，但却是应临床紧迫要求所确立的研究。

这种要求，因为临床的两个现实情况而倍显紧迫。第一，大量疑难病症的客观存在和"疑难"所具的相对性被人忽略。第二，日趋高精的理化检查极大地延伸了医生的视听能力，疑难病症却并未因之而大大减少。而我们知道，最佳的科研课题，正是产生在这种社会需要与科学内在发展逻辑的交叉点上。

疾病之常见、多发与易治者，几乎是所有医生都能解决的。因而，提高疑难病症治疗的有效率和治愈率应当成为临床研究的重点。多年前，我曾把这一研究重心放在中医疑难病症的临证思维上，虽然解决了不少实际问题，但随着研究的深入，又发现了两种情况：一方面，传统的临证思维法已无法满足当前临床辨治的要求；另一方面，一些得以治愈的疾病又需要有新的思维学理论的解析和支撑。这样，也就迫使我步入到了现代思维学的新天地。

由此，一个中医疑难病症、现代思维学和二者结合应用的研究课题，在临床诊疗这个大实验室里无声无息地展开了。

对于疑难病症，历来有多种解释，但总觉不够完善和妥帖。因此，我将它做了界定，即："疑难病症指病因不明，病机难辨，病情复杂，症状罕见，表现怪异，辗转治疗无效，或公认的难治性疾病。"为了便于整体把握，本书首先将"疑"表现于临床的 7 个方面和"难"反映在临床的 7 个方面分别列出，并加以分析论证。用"疑难病症析论"为题，置于书首。这类疾病辨析之"疑"和治疗之"难"是客观的、公认的，而辗转多省、求治多年无效，却被一方治愈的患者又非个例。说明疑难病症客观、被公认存在的同时，又有着相对性。而现代思维学不仅会帮助我们认识这种相对性，同时，更可为我们扩大疑难病症的治疗范围，大幅度提高疑难病症的有效率和治愈率提供帮助。

现代思维学是以运动范畴建立起来的辩证逻辑体系。它不囿于逻辑思维"纯形式"地、静止地考察客体的思维，而主张以逻辑方法和非逻辑方法相结合地对事物进行考察和认识。它常用非逻辑的方法（如灵感、顿悟、联想、幻想）来弥补逻辑的不足，并以主体的情感意志参与认识活动，使思维鲜活多彩。现代思维学的这些特点，虽然在中医学里早有体现，乃至早就被具体化，并已普遍地运用于临床，而不可否认的是，那是模糊的、不完整的和不自觉的，需要运用现代思维学去整理、去明确、去彰显，使之成为普通中医医生都能使用的具体方法。而更为重要的是，现代思维学里极为丰富多彩的、极具突破性的和极有临床指导意义的思维方法，中医学必须将它引进、接纳过来，直接用以指导临床、开启思路、创新治法。

这就需要将中医学和现代思维学进行对接研究并整合交融。而两门学科浩瀚如海，将怎样去"对接整合"呢？

还是从实践中去寻求。临床每遇疑难病症，我即有意识地运用现代思维学里的多种思维方法去分析研究；或治愈疑难病症后，即运用现代思维进行反观，以衡量某种思维方法在治愈此病过程中所起的作用程度。日积月累，渐成分门别类，在我坚持用这种方法辨治疑难病症的二十多年中，病例越来越多，应用范围越来越广，门类也越来越丰富。于是我开始了"结题"准备。这种结题，除需要十分丰富的临床资料、众多复杂的临床案例和丰富多彩的思维方式外，还需要一种提纲挈领、鲜明形象的概括表述，才能由博返约，通俗易懂，传神点睛，利于使用。而这从哪里去寻找呢？

这时，我想到了《孙子兵法》和《三十六计》。军事学不也是一门变幻无穷、浩瀚无边的学科吗？孙武能用 13 篇加以统括，文不过 5900 字，纲不过 13 条，但却既概括了一般军事规律，也广涉了具体应用的经典。而同为军事圣典的《三十六计》，更是仅用 36 个精辟语句，即将古代军事思想和战争经验尽数涵盖，说明此二书的表述，是一种最好的形象而概括的表述。

于是，我开始对临床精选病案时初已分门别类的资料进行归类调整，对所用之法进行审定，分别冠以"拨叶除障法""单刀直入法""毁巢捣穴法"和

"远交近攻法"等形象鲜明的治法题目。它们或主要针对疑证，或主要针对急证，或主要针对重证，或主要针对顽证。通过抽取典型、舍弃含混、整合近义、凸显特点的反复筛选和审定后，共得20条。此20条虽未必能穷尽疑难病症辨治时的所有方法，而据我二十多年的临床观察，确实能应对绝大多数疑难病症的辨治。用之得当，常常能起到如矢中的、如钥启锁的效果。

而思维学既已作为开启临床认知的重要手段，发挥着释疑解难的关键作用，则不可只知其用，而不知其理。因此，本书除在总论中专门列举"中医学的研究与发展需要思维学的羽翼和推助"一章，以明其概略和端倪外，在每一法后，对所采用的思维方法都做了梗概论述。如在论"拨叶除障法"时，采用的是辩证思维；论"单刀直入法"时，采用的是全息思维；论"毁巢捣穴法"时，采用的是追根溯源思维；论"远交近攻法"时，采用的是系统思维，从而让人明了各种思维方法的一般义理。这样，每篇即由"法"所标示的临床使用范围为基础，而后以两则具有典型意义的疑难病案为体现，再对其所采用的思维方法进行认识，从而实现了中医学与思维学在疑难病症临床诊疗时的融合应用。

这是中医学与思维学的"联姻"。虽然它还仅仅是初步的，不可避免地存在着局限性、缺陷性和浅薄性。但这却是一次向"境外"的拓展，它必将引入新鲜的血液，滋养中医学的身躯，为其雄健的脚步增添内在力度。因而，它虽不可能完善，但却是突破墨守、融汇新知的一项有着系统工程意义的工作。为此，我不计毁誉，将之成书付印，愿在助用之余，能激起学人贤士对这一领域的关注和高议。果能如此，则我在这条研究路上艰辛辟径学步爬行，虽绵绵二十余年，也无怨无悔了！

刘方柏

2016 年 1 月

目　录

总　论

各　论

总　　论

第一章　疑难病症析论

疑难病症治疗既是中医之长，也是中医之短。所谓长，是指中医在治疗疑难病症方面疗效较好，独具优势，可以说至今仍为医学临床治疗的一块高地。而所谓短，则是因为诊治疑难病症不仅需要扎实的医学基础理论功底、丰富的临床经验、高度的责任心，同时需要活跃而正确的临床思维。显然，大多数临床中医师还未具备。

我在这里将人们通常所称的疑难杂病改称疑难病症，一是疑难病不只在杂病中可见到，二是有的疑难病症实际就只有一个症状，但确属辨治疑难。

疾病若仅粗分，无非常见多发病和疑难病症两大类，而前者易治，后者难疗。若提高了疑难病症的治疗水平，对于临床疾病总体治疗水平的提高，其意义是不言而喻的。

可惜的是，古往今来，系统研究疑难病症的专著珍如凤毛麟角，当今杂志上亦多为散在报道，疑难病症太需要进行系统而深入的研究了。

疑难病症的研究首先需要紧紧抓住"疑"和"难"两个字。"疑"是指诊断、辨证上的疑惑、疑似和疑虑；"难"是指治疗上的难于入手、难于见效，古以"难治""不治""死"等加以表述。

这里，我们首先来分析"疑"。它表现于临床，有以下 7 个方面：

1.病因不明或多因相兼。如曾治一老者，阵发性身体震颤、心慌、气短，每日发作五六次。发时神志恍惚，全身冷汗自出，而却脱衣掀被，如此已 3 年余。每年数次住院，患有冠心病、高血压病、糖尿病、继发性癫痫、多发性脑梗死、卒中后抑郁症等十多种疾病。又如以某种罕见症状为主要表现，如某部灼热、某处奇痒、汗出如血、嗜食泥土等，以及不断新出现的如"非典"等一类疾病。至于多因相兼、诸病共存的如高血压病、糖尿病、高脂血症共存，过敏性疾病与肺系疾病共存等现象更是普遍。

2. 病机难辨。阴阳淆乱，寒热难判，虚实互见，病位遍涉上下表里。如一患儿面部浮肿，颜面状若涂朱，散发小丘疹及小裂纹，烦躁惊叫，四肢厥冷，双腕、双踝下皮肤变黑，呕吐，腹泻，病程长达半年。这类疾病的病机极难判断，而临床辨证若未深入落实到病机层面，是很难准确遣方用药的。

3. 病性错综复杂。这在临床除功能性与器质性病变互见，寒热虚实证象纷呈，多脏腑、多经络同时受累等情况外，还有病与症相异者，如一肝脓肿患者却以自汗、发热、纳呆为临床表现，经多医治疗不效。除此之外，当今患者还有手术后遗症，经介入治疗后，以及药物（如放疗、化疗、激素、抗抑郁）所致症状与原有宿疾交织为患等多种原因所导致的原发与继发、真象与假象、自身所发与外界干扰等复杂见症，使人不能以规律性加以把握。

4. 症状极少见到。如曾治身麻无汗 30 年，晕厥常发 17 年，双脚奇臭 1 年半等临床极少见到的一些病案。

5. 表现怪异。这类患者虽多以某个突出症状为临床表现，而古今不仅无病名，乃至难以找到类似的记载。如阴茎充气胀大、胶稠黑汗、长期口香等表现稀奇古怪者。

6. 病程绵长。这类患者，每多经年累月，其中患病达十年八载者并不罕见。导致的原因除一些公认的难治性疾病外，或由病因病机不明，或由缺乏有效方药，或由屡经误治，或由未能守方，从而使疾病迁延难愈。

7. 辨证论治不能统括的特异病症。有一些极为特殊的病症，其临床表现极符合辨证论治的某证，而实际恰恰相反。如心瘅（病毒性心肌炎）舌淡非为血虚，苔厚滑腻非为湿阻。这类反常证候通常极难辨别。

以上是导致"疑"的大体情况。因辨证的"疑"必然导致论治的"难"。当然，"难"还有疾病纵然辨证明确，但因其自身原因、治疗难于取效的情况。而除此之外，临床之"难"，反映在具体遣方用药时，尚有以下 7 个方面：

1. 病情复杂。这是临床最多见的一类，多为新感与宿疾病情均重，宿疾致多脏腑牵连纠结，多种相互矛盾的主症同时见到，用药顾此而彼必反弹。如一老妇，行下肢静脉曲张手术后，局部持续胀痛的同时，热烫不已，寒冬仍需冻露于外，而冻后必然疼痛剧烈，逼迫近暖，然近暖旋即热烫难耐，如此昼夜难宁已数年。且患者长期全身瘙痒不断，便秘、便结，又患有帕金森病，手抖不已。似这类患者极难准确遣方用药。

2. 症状表现矛盾。虚实或寒热等对应症状同时存在。如曾治一夏日需用厚帽护头者，厚衣裹体，厚棉鞋袜护脚，而胸腹却热如火燎，口渴咽干，不断索饮冷水。其病已历 3 个寒暑，屡经中西医治疗不效。

3. 古今均无良效。这类疾病很多，它们诊断明确，机制已较清楚，而缺的是有效方药。如癌症、尿毒症、系统性红斑狼疮等。但面对这类患者，我们不能因此而放弃，而应积极地加以辨证施治。虽难以拔除病根，但对消减症状、延长寿期、改善生存质量，我们仍是大有可为的。

4. 禀赋特异。这类人因个体的特异性，极难用药，如高过敏体质。曾见一患者服用配有僵蚕 10g 的中药后，立即全身泛发水疱，喘息气憋，经紧急抢救，方挽回生命。也曾遇一典型的太阳中风营卫失和证，而服桂枝汤（桂枝仅用 6g）即鼻衄不止者。除这类患者外，还有另一类患者，用药稍微偏寒则泻，稍稍偏热则衄，稍导则泻，稍益则胀，他们纵然证象属热，不敢药用寒凉，纵然虚象明显，不敢药用补益。有极个别患者可以说辨证明确而无方敢用。

5. 积久难返。不少患者因种种原因，迁延日久，药物作用甚微，如虚痨、久瘫、顽癣等。

6. 有形之邪，抟结难散。如各类瘤肿包块、囊肿瘀斑类疾病。

7. 遍阅古今文献，无对应治疗方药。这类疾病，一是症状极为罕见，如毛发结节、男子阴吹；二是无证可辨者，如"乙肝表面抗原"阳性、无症状性肾炎等；三是新发现疾病，如"非典"、艾滋病等。

由此可以看出，疑难病症并非不治之病，之所以成为"疑难"，除疾病自身特点所决定者外，实际上还与医者认识因素紧密相关。即医者的技术水平和思维能力，与病之疑难与否有着紧密的相关性。换句话说，医者的释疑解难能力，一定程度上直接决定着疑难病所占的临床比例。因为除"公认的难治性疾病"外，其他六项都存在一定的相对性。如在甲医面前，病情复杂难驭，而乙医却能巧析玄机，直逼幽潜；甲医面前是"症状罕见"，而乙医却曾经见过；至于辗转历经诸医治疗无效、却被一方治愈者，更非个别。而正是这种相对性，才使我们对于疑难病症，有着广阔的新的认识空间和大幅提高临床疗效的可能，也才使我们研究疑难病症有了更为重大的临床意义。

这种认识空间的拓展，除需通过基础理论的深度研究和临证方药的广度发掘外，具有同样重要意义的是，引入现代思维学，活跃临证思维，借鉴思维方式，丰富思维方法，打通临床思路。我们有理由相信，这不仅能有效地解决很多疑难病患者的痛苦，而且可大大缩减临床疑难病症的范围。

而不可否认的是，疑难病症既然被称为"疑难"，它的难辨难治性一般还是被公认的。如何对客观公认的疑难病症进行有效的治疗，只有从把握其"相对性"入手，即在提高技术水平的同时，采用灵活、丰富的思维方法，对其进行全方位、多视角、多层面地审视，让各种思维方法在从辨到治的不同环节发挥开启作用。这显然并非追求寻找某病的特效方或发掘其方的新功用等单项技术研究可比，它是一个系统工程。

本书所列论的针对疑难病症的 20 种辨治法，就是对构建这个系统工程所做的实践探索。

第二章　中医学的研究与发展
需要思维学的羽翼和推助

　　思维是人类特有的意识活动，是人类认识世界的一种高级反映形式。因此，可以说人类文明的进步及一切创造，都是思维活动的产物。

　　时代发展到今天，传统的用自然科学、社会科学两大门类囊括所有科学的分类法早被突破，而代之以自然科学、社会科学、数学科学、系统科学、生命科学和思维科学六大门类。思维科学被独立标列，既说明了其他五类任何一类都不能统辖它，更因为其他任何一类都离不开它。

　　中医学是一门兼跨自然科学、生命科学和社会科学的具有一定独特性的学科，不仅与思维科学有着不可分割的联系，更由于其构建于中国古代哲学基础之上，重视整体联系、宏观把控、动态分析的学术总体特点，临床以因发知受为认识方法，以辨证论治为诊疗手段。这一切决定了它对思维科学除具有一般原理的遵从性外，对思维作用有着更为特别的仰赖性。

　　中医科学同思维科学的这种特殊关系，不仅要求研究中医学时研究它们之间的一般联系，更需深入研究它们之间的联系渠道、联系方法，以及时代变迁对其形式演变所产生的影响等。而这一切归根结底又要落实到临床的应用上。

　　虽然任何一个临床中医师都在自觉或不自觉地运用着各种思维方法去诊治疾病，虽然历代医家早已采用各种独特的思维方法去诊治疾病，但如何运用现代科学思维方法去认识、去彰显其思维学意义，如何自觉地用现代科学思维方法来丰富我们的临证思维，从而更有效地指导临床，尤其是破解临床疑难病症的治疗难题，在中医学研究中，从现实情况看，仍然是很薄弱的。

　　关于中医思维学方面的研究，以往多停留在直觉体悟、医者意也之类的宏观评判层面，没有深入到大脑思维的多样性、各种思维在形成过程中的关联性、在认识活动中的协调性等理论研究范畴，当然更没能深入到方法论的层面，鲜明地落脚到具体的指导临床诊疗方面。而引入思维学，并将之自觉地用以指导临床诊治，不但会使人视域宽广，很多时候简直会起到"钥匙"般的开启作用。不仅如此，运用现代思维学去研究中医学时，还会发现中医学中蕴涵着许多独特而又超前的思维方法，从而让人在丰富自身的同时，获得发掘意义上的成果。

因而，这是一片极具开垦价值的沃土。

我不奢望本书能对这些问题做出全方位的解析，而旨在将思维学与中医学做一个"联姻"，并在疑难病诊治案例中通过应用加以体现。这是一次初步的嫁接尝试，我殷切地希望它能起到抛砖引玉的作用。

一、思维是中医能获得超时代认知的重要原因

思维是人脑的机能，是人类从动物界脱离出来以后，伴随着劳动实践和社会生活的发展而逐渐形成和发展起来的意识活动。

无限的物质世界在多大规模、范围和程度上成为主体的认识客体，取决于主体的认识目的、认识水平和认识手段，而这种差异，直接决定着判断结果。这就好像不同的人观察同一件东西一样，虽然视网膜上的成像是一样的，但由于个人脑中的经验不一样，知识水平不同，认识切入点各异，因而所得到的结论会有差异，乃至有时会大相径庭。

而思维的指向，是通过信息引导的。如何接收信息和接收哪类信息，与每个人的文化素养、专业化水平、知识传承背景等有着直接的联系。因为思维方式的确立都有一个过程。这一过程又是以前人的思维方式为出发点，这种思维习惯以同一视角摄取信息，同类信息频繁刺激，使旧的思维方式具有很强的抗变性。改变这种抗变性，需要获取大量的新信息。而改变旧的思维习惯，这又是获取新信息的必要条件。

思维方式是思维活动进行的方式，是思维结构和思维功能的统一，是观念性地存在着的相对稳定的解决问题的思路。它一经在主体的思维结构中固定下来，就成了控制思维活动的意识性机制。思维方式具有系统整体性、社会历史性、相对稳定性和规范性、自动性等特点。思维方式是这样形成的：主体按照

需要在改造客体活动中，使客体发生变化，这个变化又反映到主体思维中，使主体适应客体的要求，逐渐在主体思维中形成一种固定下来的逻辑格式，沉淀和产生对客体的思维形式结构。这就是说，思维方式不仅受主体知识系列的影响，还受到主体情感因素的影响。知识系列属逻辑思维，而情感意志系列则属非逻辑、非智力因素。人的认识活动，正是由于知识系列和情感意志系列交织在一起，才是鲜活而多彩的。因此，现代科学思维的主体，不仅要使自己具有雄厚的基础知识、精深的专业知识和广博的相关知识构成的最佳知识要素，而且要将之与和谐的情感、心理等非智力要素有机结合，实现一种完美的统一。

概念、判断、推理是形式逻辑的思维形式，它在思维时呈现着逻辑性特点，但它是一种撇开思维的具体内容和运动发展，是"纯形式"地、静止地考察客体的思维方法，因而，它虽是思维的一般原则，但却有其局限性。现代科学思维的一个重要特点，就是用非逻辑的方法（如灵感、顿悟、联想、幻想）来弥补逻辑思维的不足，它越过逻辑环节进行思考，属于以运动范畴建立起来的辩证逻辑体系。当然，这种非逻辑方法又必须借助逻辑方法才能进行。思维的这一特点，决定了思维方式必须是逻辑方法和非逻辑方法的统一。

这样，人脑在进行思维时，就出现了异彩纷呈的、难以尽说的不同思维方式。而其中最重要、最具普遍意义的如系统思维法、立体思维法、模糊思维法、模型思维法、类比思维法，以及直觉思维、灵感思维、情感思维、散发式思维、收敛式思维、平面扩散思维等，都是我们解决问题时常常用到的、较为固定的思路。

当然思维的方法远非这些。

人们在研究中医学时，总是能惊奇地看到一些超时代、超领域的发现，而对这些发现因为实在无法解释，只好以"猜到了"作解。如在《黄帝内经》中即有："帝曰：地之为下否乎？岐伯曰：地为人之下，太虚之中者也。帝曰：凭乎？岐伯曰：大气举之也。"两千年前的人即能认识到地球是宇宙、太空、天体中大气托举的呈漂浮态的球体，这不是太令人不可思议吗？同样，在明末，即17世纪中叶，吴又可即明确提出了"疫者感天地之疠气……邪自口鼻而入"，也在西方微生物学诞生之前发现了传染病的传染源和传染途径。对于这些惊人发现，用"猜到了"作解，显然是一种百思不得其解后的"姑且"语调，因为它未能深入到思维学的层面对其进行研究。其实，这些都是一种叫作

"思想实验法"的研究成果。

思想实验法在现代科学发展进程中,曾屡次铸就里程碑式的辉煌。现代科学发展是以思维工具和实验研究两个轮子滚进的。各类实验研究都有其实验室,而思想实验却不需借助实验室,它是用头脑去思考,借助思维的想象力、抽象力、创造力和辨别力等,探求事物运动的内部原因,从而揭示事物的真实面貌。

近代自然科学创始人之一,意大利科学家伽利略用这种实验方法所完成的"圆球滚动"实验,为近代力学的建立奠定了基础。而科学巨擘爱因斯坦,更是运用思想实验法,设计完成了"列车闪光实验",获得了"同时性的相对性"的伟大发现,不仅解决了狭义相对论中的一个关键问题,而且为辩证唯物主义时空观基本原理的正确性,提供了最为有力的科学根据。

任何实验室都无法完全使自然现象以纯粹的状况表现出来。而思想实验则可用理想化的方法,按照一定的逻辑规则,通过设想、推导论证,依靠高度的抽象和严密的思维,以揭示事物的本质。因而,它可获得实验室的观察实验所无法获得的成果,从而被人们看作"科学研究最重要的途径"和"人类智力水平更高的实验"。

当我们明白了这些道理后,就不会对中医学没有通过实验室的研究方法,却能获得大量超时代发现而百思不得其解,而只会对先贤天才的运用包括"思想实验法"在内的丰富多彩的思维方法构建了中医学而感到骄傲和自豪。

而对于整个中医学来说,将思维学引入自己的研究领域,其目的和意义当然不仅在于发掘其固有内容,而且在于让临床中医师了解思维的一般原则,掌握各类各式思维方法的运用,以提高临床灵活度,特别是增强对疑难病症的辨析能力。不言而喻,这对提高总体临床水平具有十分重要的意义。而若站在思维学与中医学有机结合的研究高度看,迄今为止,这样重要的问题,尚未引起学界的应有重视。

二、中医临证思维的特点和要求

实践方式是思维方式的基础。中医学就其初始的技术层面来说,是古人在劳动实践、生活实践中,从偶然发现到有意验证,从星点发现到丰富融合的医疗实践中,逐步形成系统治法的。这决定了其思维方式,不仅依赖医疗实践,也决定了其思维方式具有很强的个体化特征。而中医学理论体系则是以长期医疗实践积累形成的经验体系为基础，以古代哲学为主导思想和说理工具而构建形成的。其核心在一个"和"字上。

这种"和"，主要表现在以下三个方面。一是人上与天地和合。顺应大自然，并将人体生理活动与病理变异取类比象地联系于大自然。这种类比，达到了天是一大天、人是一小天的完美对接，从而让人外适于自然、内调于自然。二是人外与社会和谐。人在社会环境、历史变迁中，生理、心理、习俗、体质都会随之发生变化，这种变化对人体的影响是巨大的。顺应和适应这种变化，才能保证身体健康。而特别注重失去这种和谐对健康造成的影响，是中医理论的显著特点之一。

三是内需自身和调。人之脏腑若国之部门，一旦任何脏器发生变故或任何环节失于调顺，则变乱由生。因而中医学认为疾病的本质是人体的脏器或机能由调变乱、由常变异。

"和"作为中医学全视域的着眼点，不仅生动地体现了对立统一观、整体观、动态观等哲学观点，也直接决定了中医临证必须遵循整体性、动态性、平衡性、个体性、有序性和适度性等一系列原则。临床中医在诊治活动中，普遍遵循这些原则，表现出群体思维的同一性，从而彰显着整个学科的思维特质。但因为知识结构、专业水平、理论造诣和临床经验等的不同，常有对这些原则主观上认识不清、客观上掌握不好的情况，或不仅能娴熟运用，而且能创新发展的极大差异。其中后者对群体思维不断发挥着滋养、补充、完善或匡正作用，使中医临证思维水平不断得到提升。

思维活动是通过思维方式表现出来的。每个临床中医思维方式的确立，都有一个过程，它承接前人思维方式，以决定如何接收信息和选择信息，这种思维习惯以某种格式固定下来，形成与前人相近的思维方式。同类信息，反复刺激，使旧的思维方式具有很强的抗变性，从而产生了思维定式。大量临床医生正是在这种思维定式下，在思维过程中持一种稳定僵化的思维方法，用狭隘的经验为思维参照系，以不变应万变来思考问题。它禁锢着医者的头脑，极大地妨碍着对新信息的获取，遮蔽着医者的视野，让不少医生在极为狭隘的思维状态下，以一种近乎机械的对应方式遣方用药，从而成为制约临床水平发挥的严重障碍。

纵观中医临床，这是一个普遍存在的问题。因而，研究思维学，强调思维在临证中的释疑析难作用，不仅是创新治疗的需要，也是激活医者知识库存、避免知道而想不到的需要。显然，这对中医临床疗效整体水平的提高，具有十分重要的意义和独特的作用。

临证思维是中医思维最核心、最具体的部分。作为思维方法，它必须遵循人类普遍的思维规律，而作为中医认识疾病客体的手段，它又必须在中医理论思维指导下运行。中医临证诊疗一般可分为四个过程，即观察、分析、决策和施治。它们的每一个环节，都需在某种思维方法的指导下，这样医者才能做出自己的选择。而在疑难病症诊疗时，每一个环节又都存在思维创新后方能获得正确选择的认识空间。这就是传统临证思维方法本已丰富多彩，而今之临床实践仍在不断创新发展的原因。

实践证明，医者对临证思维的娴熟掌握和创新发挥，是获得最佳临床疗效的一个重要条件。如面对某疑难病，观察时从哪个侧面观察，注意采用哪些信息内容，分析时注重把握全局，还是捕捉"独处藏奸"而舍去其他，决策时对治疗原则、治疗方法和治疗手段如何选用，施治时对方药、剂型、剂量、服法等的个性思考等。一个拥有良好思维结构、善用各种思维方式、思维极度活跃的医生，一定会对其中某个环节运用新的思维方法进行审视，而后另辟蹊径，不落窠臼地采用迥异于前医的治疗方法取效。这里，看似是方药之效，其实未尝不是思维之功。

三、现代知识背景下中医临证思维的悄然转化

当今社会知识大发展、大融合，学科大撞击、大渗透、大交叉、大交融已成为时代科学发展的潮流。在这种交融中，中医学将自己独具的天人观、恒动观、整体观等高层面、宽视域的思维方式影响着其他学科，而又将其他学科特别是西医学科微观分析、着重实体、对抗解决等思维方式引入自己的研究领域，从而丰富和发展着自己。

中医临床为适应社会发展，早已在实践层面顺应了这种变化，并以诊疗的实践方式体现出来。不仅如此，这种实践方式的改变，催生了各种思维方法的诞生。研究临床的这种变化，可以看到当今的中医学同古代中医学一样，都是在不断吸取时代科学的养料发展着自己的。当然，也应当看到，时代消极因素

对它也产生影响。

当今诊疗的变化，第一个冲破传统的是滚滚而来的各类物理生化检查，这对中医师来说，是一个不能太依靠而又不可不知道的大问题。不能太依靠是因为它是在另一种文化背景、另一种思维体系下诞生的产物，难以用来直接指导中医的临床认知，其报告结果不能完全给出中医临床信息采集所需的内容。因而既不能成为辨证的决定性构件，也不能完全凭借它遣方用药。而不能不知道的是检查报告所具有的广泛性、精察性和确定性意义。

理化检查，遍涉人的生理正常值和病理变化指标，它可对"健康人"的潜藏隐患和病后"痊愈人"的隐性余疾明察秋毫。因而，它不仅能判定疾病的病位、病性、病理和病变程度，而且在一定程度上能对一个人病与不病做出实质性判断，对于很多病的确诊具有近乎"铁证"的作用。理化检查有如此重要的作用，一个医生（无论西医还是中医）不了解显然是不行的。这就要求作为疾病认识主体的临床中医师，不仅需要知识、经验等思维的内在结构做保证，还需要感觉器官和思维器官的衍生物——认识工具和手段等思维的外在结构作武器，进而使自己成为二者融合的人－机系统认识的主体，才能更为有效地战胜疾病。这一点，已经成为对当代临床中医师的一个基本要求。

而我们万万不能单凭检查报告诊治。这不仅为中医学特质所决定，而且因为迄今为止，仪器多为视觉的延伸器，对于触觉、嗅觉、味觉等相关信息缺乏感知能力，对疾病感知形象的认识，缺乏完整性、生动性，具有一定的片面性，而中医临证时，不仅需通过视、触、嗅、味觉收集信息，且需将之综合分析，做出判断。何况无论将来科学仪器有多高端，也不能代替临证思维，不能代替科学思维方法分析、判断疾病。因而，在中医临床诊治过程中，检查手段永远是一种"辅助"诊断方法。

除理化检查给中医带来的临床思维变化外，笔者研究发现，在当代中医临床实践中，有四种情况导致了实践方式的改变，进而导致了临证思维方式的变化。这四种情况以"三多一少"的现象表现于临床。

第一是所有患者几乎都是中西医合治患者。不用说久病、重病，哪怕是感冒、泄泻等常见病，患者也多半会分别就诊于中、西医，或自购中药、西药同时服用，当然，不少医生一次诊治中既开中药又开西药，中西药同服的现象也很普遍。这种临床实践状况导致了思维正反两方面结果。正面是注意曾用药物的影响，将它作为重要因素放入辨证论治全程中进行思考。反面则是满足于头痛医头、脚痛医脚的对症治疗，催生了大范围的惰性思维。

第二是复合性疾病增多。心脑血管病、代谢性疾病、肺疾病、风湿免疫疾病等多系统疾病常交作于人，而过去这类情况是很少的。当这类患者常见时，它不仅增强了临床中医师对理化检查的热忱，也使古代从标从本治法理论地位日显，并在临床催生了一些新的思维方法。

第三是一批批"时代病"的出现，不断要求中医临床做出实践应对和理性思考。如精神性疾病、代谢紊乱症、新的传染病、急剧增多的癌症和大量的身心疾病等，对其治疗，必须将精神环境、饮食环境、地域环境、工作环境等生存环境状况作为重要思考内容，从而极大地激活了中医学中的人文理论，也更大程度地增加了临证思维中的人文成分。

以上三种情况，我们姑且把它们称为当今中医临证思维变化的"三多"，这"三多"都是缘于"客体"的改变。而临床思维中还普遍存在着"一少"，那就是临床中医师传统学术思维功力的减少，从而出现了思维主体的思维浅薄性、思维贫乏性、思维异化性和思维僵化性。造成的原因是受社会浮躁风气影响，医者无法宁心定志研读经典，遍涉方书；受浮华之风浸染，不能潜心刻苦进行临床追求；受强大西医浪潮冲击，迷失和菲薄了自我，以致理论功底浅薄，临床经验匮乏，思维能力低下。

当这种情况并非个别时，中医临床也就可能滑向一种简单的治疗应对。当然也就谈不上用鲜活的思维形式研究客体，用独特的思维方式辨析疾病，用灵活的思维方法遣方用药了。如果我们将"三多"看作外部对中医临证思维的推动，带有某种改变的"强迫"性，那么"一少"则是主体自身思维惰性的滋生和蔓延。危险的是，这种状况确实存在。

当今实践和历史发展，是思维方式转变的最深刻的基础。它创造着现代思维方式，规定着现代思维方式的基本特征和发展趋势。现代知识背景下中医临证思维的变化，其实反过来又成了临床行为方式，即遣方用药等转变的前提。

可见，学习、研究和应用现代科学思维，不仅是对临床中医师提出的紧迫要求，也是对中医学在时代科学大世界里，能否既展千年风采，又闪时代光芒所提出的条件和要求。

引入现代思维学，并将之与中医学进行有机结合来研究，因而具有了重大意义。

各 论

第一章　重证辨治研究

一、挑战权威法——谈发散思维

"权威"，指在某范围内最有地位的人或事物，它具有使人信服的力量和威望。医学是一门博大精深的学科，具有权威地位的机构和个人自然是很多的。

所谓权威机构，多是集中了大量优秀人才和高精设备的高级别医院及科研院所，而所谓权威个人，则是对医学某领域研究最精透、经验最丰富的专家。而作为临床专家，他们的理论认识和治疗手段起码代表了所在地区乃至所处时代的最高水平。

而由于当今社会，民众富裕，对医疗服务要求极高，且交通快捷，加上各医院都把自己的顶级专家作为形象和招牌，在临床第一线推出，使大量的患者有了请"权威"诊治的机会和可能。无疑，这是使大批疑难病症得以治愈的重要原因。

而如同任何事物都不是绝对的一样，并不是每个患者一经"权威"诊治就必获痊愈，也不是在经"权威"诊治未愈者，则不可能由其他医生治愈。

这本来是一个非常浅显的道理。首先，因为科学是无止境的，人类的认识总是随着科学的进步而不断地深入发展。权威所代表的，只是当时的最高水平，这种水平随时都会因某一新的认识、新的发现和新的实践结果所突破。而这种认识、发现和突破的机遇，并不都只在"权威"们手里，就临床医学而论，它可能也存在于包括你、我、他在内的所有临床医生的手中。

其次，任何权威都具有学术局限和知识盲点。纵然仅就一病而言，权威也难穷尽其机制认识和应对方法。因此，才有了临床并不鲜见的"小小单方气死名医"类的现象发生。

再次，临床存在诸多影响正确认识的复杂因素，它常干扰权威的视线，造成误诊、误判。几年前我亲历一次让人难以理解的误判。一中年女性于某市级医院拟诊为"肝癌"，转往某大学医学院附属医院，通过一系列检查，耗资万元后，仍诊为"肝癌"。而领诊护士在与其交谈中突有所悟，回去向主管医生汇报后，立即决定免费为她做一次胸部 X 线检查，结果发现原判为误诊，劝其停用原用西药，找中医诊疗。数年过去了，此患者一直身无大恙。我不了解这个患者就诊检查每个环节的具体情况，当然也无法对技术层面造成误诊的原因做出评判。但这活生生的事实说明，影响权威判断的因素实在太多了。

可见，权威是相对的。他们已登临的高地当然令人仰望，而不论从科学发展的规律性、个人自身的局限性和临床的复杂性哪个方面看，他们诊治无效的患者，都不能作为判定"死证"的理由。

但在临床实践中，不少医生却看不到这些。他们一见大型医院或权威专家诊治无效的患者，立即加以推诿或仅做短暂的应付性治疗，根本不像接诊其他患者一样，对其仔细地辨证论治，当然更不会深入研究"权威"失败的可能原因，并从中寻找新的治法。这其中一是反映了缺乏自信心，再则是由于思维惰性。而凡具思维惰性的人，总是想到一个思路之后就不再思考了，得到一个说得通的解释就不再去探索其他的解释了。

因此，凡具思维惰性的医生，在接诊一个被"权威"治疗无效的患者时，根本不可能通过另辟蹊径而超越"权威"。当然也绝不会达到"权威"的水平。他们所忽视的，不仅是任何"权威"都是人，而不是神，甚至也忘记了"尺有所短，寸有所长"这些极为浅显的道理。

挑战权威法，是一种对待问题的态度和方法，并不是治疗疾病的方法。而将它作为诊治疑难病症的一种治法提出，意在强调疑难病的辨治，有时太需要方法学意义的指导和帮助了。平心而论，我在临床接手一些在大型医院住院、经系统治疗无效的患者是常有的事，并且多数都取得了令人惊奇的效果。这其中重要的原因，就在于我从无压力和顾虑，只是不断凭借思维能力，广泛调集自己的知识和经验库存，精确地完成辨证论治的每一个环节。可见，这种疗效的取得，除医疗技术外，方法学的作用是不可低估的。由此，这才将"挑战权威"作为诊治疑难病症的一个重要法则加以介绍。

案一 咳喘、发热（真菌性肺炎）

冯某，男，2岁半。因先天性胆道闭锁于出生2个月时行肝肠吻合术，7个月大时即发现肝硬化，1岁时做肝移植术。而自此后出现阵发性咳嗽、发热，体温最高可超过40℃。先后辗转于成都、天津、上海、重庆、北京等城市多所全国知名医院诊治，诊为"真菌感染性肺炎"。而疗效均不满意，且出现巨大前阴水疝。坚持服抗真菌进口药"伏立康唑"半年，不仅未能控制，近期以来发作反而更加频繁，发时体温常达40.5℃。自患病以来，患儿也不断服用中药，先后延请中医十数人诊治，均无效果。患儿母亲经北京某医院著名专家推荐转来我处求治。

来诊时患儿咳嗽，哮喘，发热，汗出，每两三天即发一次，平时咳嗽不断，痰稠难出。发时咳嗽甚剧，痰声鸣响，喘息气难接续，高热不退。消瘦神疲，指纹青紫刺眼，直抵命关，呈完全"透关射甲"之状。阴囊肿大如少年儿童之拳头。唇起痂壳，汗出满头。近期查胸部CT示：双肺多叶多段炎变，右上纵隔旁片状影性质待定。

这是当今临床几乎很难看到的案例。患儿带着先天器质性病变而来，年仅2个月即接受大手术，1岁时即行肝移植，婴幼之躯即痼疾缠身而屡遭手术伤创，此其一。术后引发高热、哮喘等，迭经治疗完全无效，持续已近1年半，病程绵长，病情顽固，病体极衰，此其二。患儿持续出现的症状，每症都堪称危重，不仅直接折磨着其孱弱之躯，并都可带来生命威胁，此其三。

因而，这是一例集重、急、奇、顽于一身之病证。细究其剧烈咳嗽，乃因邪羁肺脏，对肺造成持续伤害所致。痰鸣哮响，喘息气难持续，既因于素体伏痰，又因于肺气壅遏，更因于肾之真阴亏损，不能潜纳。高热乃因邪热壅遏，汗出则由肺热蒸迫。而其阴囊肿大如球，则是肺气闭阻、无法行水和肾失主宰、无力主水双重病理作用所导致。

诊为哮喘。辨证为肺经郁热，痰热被肺；肾阴亏耗，肾失摄纳。治以清凉宣肺，滋肾纳气。方用麻杏石甘汤合都气丸加味：

麻黄 5g	杏仁 10g	石膏 10g	炙甘草 10g
枇杷叶 10g	川贝母 3g	天竺黄 3g	五味子 6g
熟地黄 10g	茯苓 10g	山药 10g	泽泻 10g

黄精 15g

颗粒剂，每日 1 剂，沸水冲泡服。

本患儿大汗出而用麻黄，是因为造成汗出的原因是肺气阻遏、邪热壅迫。而麻黄极长于发散肺经火郁之邪。本证汗出非用麻黄直捣病邪巢穴必不能止，正所谓"不入虎穴，焉得虎子"。而都气丸专治真阴亏损、虚火上炎之面赤（本患表现为唇红）和肾虚失纳所致之喘不得卧之证，故联合以用。

上方服完 10 剂复诊。服药以来已过半月，仅发热 1 次，热度只到 38.9℃，且仅持续 4 小时。汗出大减，咳喘痰鸣也明显减轻。阴囊水肿消减过半，指纹青紫度大为减退，"透关射甲"之状已除。邪势大泄，续上方 15 剂。

三诊，15 剂服完后，因春节买不到车票，停药近 10 天，病情小有反复，口渴，喜冷饮。而指纹也仅左侧青紫隐现。古书云，小儿指纹"纯黑如墨证候逆"。患儿指纹由青紫刺眼直透命关而变隐现，说明病情已完全逆转，邪势已由挫败而转全面控制。初诊方加知母 10g，马兜铃 6g，石膏、熟地黄二药增量至各 20g，15 剂。

四诊，上诊后体温一直正常，咳喘仅轻微存在，唇痂消失，阴囊接近正常，精神好。续方巩固。

1 年又 3 个月后，患儿因感冒来诊，与前判若两人。其母云，上诊停药后一直未再发病，几日前去上海原就诊医院复查，除右肺实变与支气管扩张外，其他相关各项检查结果均已正常。

当我在总结这例病案时，深深感到此案经验技术方面所提供的价值应该算是一般的，而其在思维学方面所提供的价值实在是太大了。

首先，这样一个一诊就效，而一效就稳步进展，且能一方到底而收全功的"简单"病患，为何辗转各地，历经 2 年却不能取得分毫疗效？这里，除西医体系外，中医师很可能都按"肺炎""真菌"或术后疾病等方面考虑了。有的纵然能脱离上述窠臼，可能也见症而忘证，治肺而忘肾，不然喘而汗出用麻杏石甘汤，及"五脏所伤，穷必及肾""肾虚失纳而生喘"的道理怎么会想不到呢？

第二，具有挑战权威的精神和勇气，才会毫不犹豫地为之诊治，否则怎敢接手有着如此治疗经历的患者呢？

第三，具体研究病情时，全方位解读信息，不囿于西医的诊断，不停于症状表面，思维不限于某点，而是在先天禀赋因素、稚阳之体屡受手术伤创、经年累月的中西医治疗经历，以及多元并存的证象表现等先天、后天时空中反复考量，寻找治法。

因而，似乎可以说，是思维的力量挽救了这个患儿。

案二　肾病综合征

宋某，女，20岁。全身水肿1年多，入某市"三甲"综合医院，住院多日水肿不消，出现大量腹水，体重猛增20多斤，不得已转至某大学医学院附属医院。诊为"肾病综合征（轻度系膜增生）"，经治肿消，而蛋白尿、尿隐血一直不消。出院后一直坚持在该院门诊就诊，医生均以激素维持治疗，迄今已1年多。患者久服激素的副作用已显现，而尿检等病理指征有增无减。该院经治医生已无进一步治疗办法，患者只得从外地专程前来求助中医治疗。

患者现尿检：蛋白 1.0g/L，红细胞 0.33×10^{12} 个 /L。脉细，舌体偏瘦而质润。辨为正虚邪郁、损伤肾络。处以猪苓汤合归脾汤加味，处方：

黄芪 30g	炒白术 10g	人参 10g	当归 10g
甘草 10g	茯苓 10g	龙眼肉 10g	大枣 20g
猪苓 10g	泽泻 20g	滑石 20g	山药 30g
阿胶 10g（烊）	雷公藤 10g	侧柏叶 15g	荆芥 10g

水煎服，日服1剂，7剂。嘱停服所有其他药。

患者服完上方21剂后到医院复查，尿蛋白消失，尿中红细胞仅见 0.013×10^{12} 个 /L。上方去雷公藤后，患者坚持服用共40余剂。再去原医院复查，尿检：蛋白 0.2g/L，红细胞 0.026×10^{12} 个 /L。余皆正常，无不适感。继用上方，每三四天煎服1剂，以求巩固。现已逾年，病情从未反复。患者面色红润，精神饱满，月经正常，悉如健康人。

这例患者是"权威"治疗持续1年多、激素治疗无效而再无良方的情况下来诊的。复诊时得知，患者自服上方开始即自行停用激素。

分析病情，初为水肿，继为虚损。"水为至阴，虚邪之至，害必归阴"。而阴损及阳，久必阴阳俱伤，精气营血皆损，成为虚损。其病位在中焦、下焦，水肿期主涉脏腑为肾，虚损时主涉脏腑在脾。脾失统摄而血溢（尿隐血），脾失固摄而精泄（尿蛋白），血与精的久溢、久泄复伤脾肾，导致病情从症状性正虚变为虚损证候。

治疗之法，遣归脾汤补脾以摄血，益气以固摄，增源以生血。不仅一箭三雕，且其补而不滞的特点极宜于这类由邪郁而致虚，或虚中兼实，或正耗日久、病程较长之患。而方中用猪苓汤则另寓深意。一般书籍将该方功用表述为养阴润燥、清热利水，其实这是本末倒置的。该方利水而防阴伤生燥，利尿而兼导邪泄热，因而适用于局部水停、复有阴伤津亏络损之证。它疏泄湿浊之邪而不伤正气，滋润已耗之阴而不虑助湿。它与归脾汤在此配合应用，针对病证根本而兼顾该患者的特殊性，发挥"损则益之"作用的同时，可将隐伏邪气清除，从而起到中焦、下焦同治，补益、祛邪皆顾的治疗作用。

需要一提的是，方中使用的雷公藤和荆芥二药。雷公藤味辛性凉，能祛风除湿、消肿散积、通经活络，具有抗炎、免疫调节、镇痛、抗肿瘤、改善微循环等功用。故临床除用治风湿性疾病外，还用治系统性红斑狼疮和肿瘤等。因此，从一定程度上讲，它是中药里的激素药。所以，在治疗诸如本例患者在内的一些免疫相关病证时，可酌情加入，以增强疗效。但该药有毒，故：第一，不可久用；第二，每剂不超过10g；第三，体质太虚及孕、产、婴、幼不可用。实践证明，掌握了这三点，即可保无虞。

而荆芥一药，一般只用它解表祛风，极少注意其在理血方面的作用。其实《神农本草经》明确标明其能"下瘀血"，李时珍也明确称其能治"吐血，衄血，下血，血痢"。而对荆芥在理血方面的作用述之尤详者，当数陈士铎。他在《本草新编》中说，荆芥"能引血归经，通血脉，逐邪气，化瘀血……"认为"血过凝滞，荆芥之浮动则易流，所以可行之以归经"。因此，二药的加用，无论从本还是从标考虑，都会协助二方提高总体疗效水平。

上两例的成功医治，体现了挑战权威法。而能够挑战权威，是因为采用了发散式思维。

所谓发散思维，是指根据已有信息，从不同角度、不同方面进行思考，寻求多样答案的一种思维方式。这种思维方式，不受传统规则和方法限制，而在遇到问题时，尽可能拓展思路，加以解决。发散思维表现于外在的行为即代表个人的创造力，思维越灵活，创造力越强。

以上两例病案，生动而具体地体现了发散思维法。特别是案一，病患为幼儿，病情罕见，1岁即接受肝移植，并且自此即高热、咳喘等，历经国内多家顶级医院治疗，长时间使用特效进口药……从学术角度看，中医临床既没有参考文献可查，也没有现成经验可资效仿。从病情角度讲，若不冲破思维定式、拓展思维寻求治法，几乎是无药可施的。

从治疗经历看，数家顶级医院众多专家屡治不效，在没有特殊设备协助、没有学术团队协力的情况下，敢于接手治疗，是需要很大勇气和信心的。从用药情况看，长期依赖特效进口药都没有控制病情，要从中药中找到比之更具特效的药物几近幻想，而硬要从中加以寻找，是需要特别的学术自信和创造精神的。所幸的是，这一切均以显著的疗效给予明确的回答。这种回答是技术的、学术的，其实更是思维的。它诠释了发散思维在诊治疑难病症时的具体应用，彰显了其在临床中无可取代的重要作用和价值。

发散思维有下述三大特点：

第一，它具有流畅性。可以让我们在很短的时间内产生大量的思路，从而体现着发散思维的爆发性特点。而这对疑难病症临床诊治太重要了。临床时无论急性患者的紧迫性，重证患者的复杂性，还是罕见患者的特殊性，都需要极快地做出决断。而这种决断，很多时候是通过发散思维的作用得以完成的。早年曾治一中年女性，阴道抽掣疼痛，痛剧时牵扯小腹，伴呕吐、身抖，曾昏倒2次，发病已50余天。每隔数日发作1次，发后不适感持续一两天。月经后延，色黑有块，屡经中西医治疗不效。观其形体消瘦，面晦不华。舌质略有瘀斑，脉弦细。细询其常感胸胁满闷、心烦、易怒。前医多以调肝缓急、滋血濡养和祛风止痛治，我研究这些治法当无大错，不效之因在于忽略了气郁血瘀是其主要病机，遂以血府逐瘀汤重加白芍60g和延胡索10g，果3剂而愈。

第二，发散思维具有变通性。它让我们的思维自由驰骋，重新解释信息，强调跨越转化，用一种事物替换另一种事物，从一种类别跳转到另一个类别，从而体现了发散思维是一种极具活跃度的思维方法。它常在冲破传统规则和方法限制的情况下产生创造。这种创造，可能是影响面很大的，也可能仅是改良、改进了某一具体做法的，或者是拓展了某用途。如临床常使用的小青龙汤，方书普遍把其证定为外感风寒，引动内伏饮邪，从而将外感风寒作为诱发的第一要素。其实从临床实际看，外感风寒并不是必要的发病条件。它仅在极少数患者身上是发病原因，而更多的时候是病性标识和辨证眼目，水饮才是发病的首要原因。所谓水饮，也绝不局限于内在伏饮，那只是拘于体质因素的一种。其他如冒雨行走、游泳涉水、贪食瓜果、暴喝饮料等皆可造成水饮内停，干肺致病。这样，在纠正发病原因的同时，对其"水饮"病机的外延加以扩大，从而使本方的临床应用范围得到了极大扩展。小青龙汤证的病位在肺，但仲景列出的呕、利、噎、渴、热等"或然证"病位并不在肺，而小青龙汤却能治疗，是其"二级病因"——"气"的缘故。气流全身，水随气行，变动不居，留于何处即现何症，这就是该方证肺经以外症状较多的原因。在重新解读了上述信息后，顺理成章地明确提出小青龙汤临床辨析使用的十字把握法，即水、寒、咳、喘、肿，气、呕、利、渴、噎。其中水是病理基础，寒是病性，咳、喘、肿是主症，而余症皆因于气，多随主证出现，不必单独列为使用指征。

第三，发散思维具有独特性。独特性是自己独具的，就是说发散思维可以让我们别出心裁地产生不同寻常的想法和见解。独特性是产生在流畅性和变通性基础之上的，可以说流畅性和变通性是途径，而独特性是结果。

发散思维要求我们敢于提出新观点和新理论，大胆质疑权威和固有答案，另辟蹊径地找到解决问题快捷有效的新方法。这不仅是"挑战权威法"作为疑难病症辨治法得以确立的思维学基础，其实，我们还应该努力将它推进至医学研究的一种常态思维。

二、针锋相对法——谈创造性思维

针锋相对法，从大原则上讲，是一种常规治疗法，如寒者热之、实者泻之等。而这里将它提出作为疑难病治疗的一大法门，是为了突出其在病邪相对单纯而邪势却较严重的一些疾病治疗时的作用。这些疾病一般说来具有起病较急、多为实证、病情较重、个别症状特别突出等特点。如急性疼痛、高热、暴喘、惊厥等，对其治疗，只能采用针锋相对的对抗治疗，不容选方面面俱到、用药四平八稳。因而，这是一种带急救性、顿挫性的治疗方法。不称顿挫治疗法，是因为针锋相对法具有更宽的适用范围。既用于外感急证，又用于内伤疾病，既用于邪势鸱张的患者，又用于证候相对单一而某症状特别突出的患者。针锋相对法除了这种针对病因或病机的对抗性用法外，还包括对某证具有特异治疗作用的复方和单味药的遣用。

案一 行走呈跑窜状

黄某，男，60岁。患者头昏、头痛近30年，渐进性加重。4年前出现口眼歪斜，半个月前开始感到行动飘浮，并出现行走呈跑窜状。经头颅核磁共振检查，发现左侧桥小脑角区有实性占位，考虑听神经瘤压迫脑干及四脑室，伴幕上脑积水，脑室周间质水肿。推算听神经瘤渐进性生长了30年左右。患者先后历经多家医院中西医治疗，从去年开始不间断地服中药1年多，而除原左手抖颤得止外，余症不仅全无效果，半月前更增行走飘浮感及行走跑窜状等症，患者及家属十分惊慌，遂专程从外地来诊。

患者口眼严重右歪，左眼溢泪不止，血压150/100mmHg，脉细数，舌苔黄而稍燥。

这是一例无现成方药可遣之证。治疗需独辟路径。

病程长达30年，逐渐加重，是由于有形之物结留于脑中形成瘤体，并阻滞脑之络丛，影响脑中髓海循行，渐致瘤体周围浊液潴留，浸淫边周，这是本证的病理。而脑系髓海，为五脏六腑之精上奉而成，其凝结物多为痰浊。由痰浊凝结而成之瘤体阻于脑中，随着瘤周浊液不断增多，挤压髓质，扰乱清宫，失于宰控，逐渐导致了口眼歪斜、行走飘浮、走时跑窜等诸多见症。

本证纵然瘤质难消，而瘤周浊液应当是能够消减乃至化解的。可以设想，渐生之症状皆由渐增之浊液所导致，浊液若得化解，则诸症自可被遏止，甚至被消除。因此，将其辨为痰浊滞脑、结而成瘤、瘤阻脑海、浊液复生而致的痰浊上蒙、清阳不升证。

处以礞石滚痰丸合半夏白术天麻汤、小续命汤加减。处方：

礞石15g	沉香10g	黄芩10g	半夏15g
白术15g	天麻15g	茯苓15g	胆南星10g
地龙10g	生白附子10g	川芎12g	桂枝10g
炮附片20g	麻黄10g	白参10g	炙甘草10g

水煎服，日服1剂。

上方仅服完6剂，患者行走欲跑状即止，头昏痛等症也大减。上方加水蛭6g，再服6剂。

三诊时头痛全止，头昏大减，行走不再感飘浮，步履稳健如常。再坚持服用 20 余剂后，因初诊症状全部消失已 3 个多月，现仅存双下肢软弱无力、睡眠差，遂改用地黄饮子加味。不料停用初诊方 1 个月后，前症又发作，虽尚轻微，而复发趋势明显，患者急遣女儿前来索要前方。初诊方照抄，加用白芥子 10g，服 6 剂后诸症消失。后再服 30 剂，停药观察。2 年后其女前来告知情况良好，初诊症状一直未再复发。

本案治疗成功的关键在于，一开始即撇开怪异的临床症状，剖析出了痰浊凝滞于脑的证候实质。痰之为患，虽然《黄帝内经》《神农本草经》等典籍均未论及，即使延至仲景在《金匮要略》立痰饮咳嗽篇，仍只言饮而未及痰，但由于其既为致病之因，又为多病之果，影响广泛，发病率高，因而后世研究颇为深入。

如元代王隐君在其所著的《泰定养生主》中罗列了近 50 种与痰相关的疾病后，总结出了"无端见鬼，似祟非祟，悉属痰候"，从而为"怪病多为痰作祟"提供了理论基础。

痰既为有形之物，又随气升降，无处不到，气又与血偕行，而人内有脏腑经脉，外有筋骨孔窍，痰之随气，犹杂物之随清泉，杂物停于何处，即坏于何处观瞻。而痰停于何处，即见该处症状。这不仅决定了它发病的多样性，也决定了它所导致疾病的怪异性。

因此，像本例这样症状奇特，按常法辨析难明究竟，久经治疗毫无效果的患者，从痰论治是不二的选择。因而，采用礞石滚痰丸，再加白附子、半夏、胆南星、地龙等诸多祛痰药，发挥攻痰、祛痰、化痰的"总攻"作用，是对痰邪进行的针锋相对的治疗。

中途改用他方后，病情出现反复，说明对这类邪实胶结的患者，既需针锋相对，不能游移，又需守方积累药效，分磨毫削地消除病灶。对于这类患者，万万不可采用"中病即止"之法，否则，即使眼前症状消失，不久完全可能复发。

案二 哮喘

杨某，男，82 岁。患者喘咳不止 2 年多，半月前症状加重入院。经系统检查，发现患者存在肺间质纤维化、继发性肺结核、肺部感染。此外，尚有脑梗死、冠心病等多种其他疾病。经住院中西医治疗半月，喘咳不减，邀我会诊。患者现喘咳不已，张口抬肩，语言难以接续，其哮鸣痰吼声同室可闻，咳嗽痰涎黏连不断，难以咯出，昼夜不停，致夜不能安卧。近日更出现胡言乱语，常处于昏蒙状态，虽一直吸氧也无半点减轻。

此前除西医抗感染、激素、对症及支持治疗外，中药先后用过三拗汤、金沸草散、麻杏石甘汤、六君子汤及苏子降气汤、定喘汤等。而未有一方服后能使症状稍稍减轻。患者脉滑数，苔薄黄而干。

本患者有五大特点：①年高久病。②多种疾病交织为患。③中西医系统治疗无效。④病情严重，而喘哮特急。⑤病邪已犯神明。

分析以上特点后可以看出如下几点：①该患必然存在正气亏虚、虚实夹杂情况，而邪势急迫，虽稍加补益则必如抱薪救火。②按哮喘常规套法不可能取效，当另辟蹊径。③喘、哮、咳三症是当前最急迫的问题，必须立即镇止。④神明受扰，当防痰迷昏厥，威胁生命。再深入分析，痰涎黏、脉滑数、苔黄干均系痰热所致。痰热壅肺而哮喘咳急，痰热扰心、干犯神明而昏愦，已用方药均未针对痰热，故用之无效。因此，当前急重之邪乃痰热，而因病程拖延，不仅热邪伤津，患者昼夜张口喘息，势必耗伤大量津液。故辨证为痰热壅肺、肺燥津伤。选用豁痰丸加味。处方：

当归 12g	知母 15g	天花粉 12g	前胡 15g
麦冬 12g	杏仁 15g	桔梗 12g	茯苓 20g
射干 20g	瓜蒌仁 20g	石斛 10g	甘草 10g
陈皮 10g	牛蒡子 20g	半夏 10g	白参 10g

竹沥（兑服）100mL

水煎服，日服 1 剂。

上方服完 5 剂，哮、喘、咳均大减。又服 5 剂后，静坐时已不再喘哮，痰鸣之声虽对坐已不可闻，痰涎大减，咳嗽偶作，神志清楚，对答正常，精神、食欲均好转。前方加胆南星 10g，再服 5 剂，诸症悉平而出院。

豁痰丸是唐宗海在其名著《血证论》中所出的一首方。该方药味看似平淡，而因其极长于豁痰润降、搜涤痰涎，因而临床疗效极为突出。早年曾见先师江尔逊治一重症哮喘患者，气管切开后大量痰涎不断从管口涌出，须不停地用吸痰器抽吸。住院医生用尽诸法仍不能控制，请江老会诊。江老遣用本方，患者服完 1 剂后痰涎即大减。坚持服用数剂，痰涎全止，喘哮得平。我用此方治疗痰热重证，也屡获良效。该方使用时有两大要点：一是审证时痰必为黏涎，牵丝不断；二是用药时竹沥必不能少。而现在市售竹沥多为瓶装，真伪难辨。有条件者最好自采苦竹，将一端砍削呈撮箕形，然后持竹将其上段放火上烧烤，让竹沥从撮箕口流出。竹沥用量宜大，一般每剂药宜在 100mL 以上。

该方取名"豁痰丸"，"豁"，即什么也不顾，倾全力的意思。我在治疗诸如本例等一些痰热壅肺伤津的危重患者时，敢于甩掉大小框框，直接采用这种针锋相对的治法，从一定意义上讲，可以说就是领悟了这个"豁"字的真正含义。

以上两例验案，就治疗方法而论，是直面、迎击邪气的针锋相对法。而从临证时的思维方法而论，则是在创造性思维主导下完成的。因为一切创造，几乎毫无例外地是通过重新组合或改进，是从以前老的创造发明中产生出来的。而案一着重体现在痰浊凝结而成瘤，瘤体阻滞脑之络丛，影响髓海循行，渐致瘤周浊液潴留、浸润边周、挤压脑髓、扰乱清宫的病理创新认识。而案二则主要体现在方药的创新选用。

创造性思维，指突破传统的思维习惯和逻辑规则，以新颖的思路来阐明问题和解决问题的思维过程和方法。它是人类智慧最集中表现的一种思维活动。任何创造性实践成果的取得，都源自创造性思维。一个人的创造潜力，主要取决于其创造性思维的发展程度。

而我们切不可将其神秘化，事实上，创造性思维几乎每个人都拥有，并或多或少地为自己创新地解决过一些实际问题。因而，创造性思维，并不只是极少数天才人物的专利，人与人创造性思维的差异，仅为程度上的高低，而非全有全无。

创造性思维，是要在现有资料的基础上加以想象，以求解决之前所未能解决的问题。因而，它区别于一般思维的重要之点，就在于想象。

20 世纪 90 年代初，江扬清对消化性溃疡的复发问题进行了深入研究。在观察到十二指肠溃疡症状消失后，舌淡、脉细等症状依然存在，故推断这是一种溃疡病体质，从而想象它是导致复发的体质基础。再观其复发周期变化，多在冬春和夏秋，不在秋冬、春夏。而冬春和夏秋是由阴出阳和由阳入阴的阴阳转折之际，因而推测其复发是由于溃疡灶局部血管此时舒缩急剧变化、痉挛缺血而致。从而想象这种溃疡是胃之"寒疡""阴疮"。又从观察到的一旦出血则痛止，想象到瘀血外流，压力骤减，如疮疖、脓肿，切开、排脓后压减痛止一样，并在此基础上进一步想象，皮肤溃疡可用祛腐生肌、促进组织修复之法治疗，胃之溃疡，当属同理。从而提出了活血化滞、敛疮生肌、择机配伍的治法。

这是一个在充分利用现有资料的基础上，通过想象和推断形成的认识，所体现的正是创造性思维。一个从改变机体内环境出发、注意病理特点、重视局部病灶的标本兼顾、整体调整与局部促愈相结合的新防治方案就这样通过创新性思维形成了。事实证明，它既优于中医传统治法，更远优于西医治法。

创造性思维的发展程度，决定着创造性人才的创造力。创造性人才一般说来应具备以下几种才能：

首先是探索问题的敏锐性。思维不呆滞、不循轨，能从极为细小的现象中获得新的发现。如病毒性心肌炎患者多为舌淡苔白，或苔黄厚腻，舌面润滑，状似湿热，而投三仁汤等却不效；又因其舌淡、气短、汗出等症状，好似心脾气虚，而投归脾补益类常咽干心烦。为何辨证准确，遣方对证而不效呢？

根据这一现象，我深入探究，终于发现此证不能拘于辨证论治这一常规辨治法，而应辨病（西医之病名）施治。因为病毒性心肌炎是一种具有特异性温毒感染且兼具潜藏特点的疾病。造成以上临床表现的原因，不是普通湿热和心脾亏虚，而是特异性热毒耗损心之气阴，心功能受损，无力射血，血不荣舌；或气机运行迟滞，心血瘀阻，湿与热毒互蒸。因而，热毒是本证的根本，将清热解毒法贯穿始终，大剂量遣用金银花、连翘、紫花地丁、大青叶等清热解毒药，才是治疗本病的有效途径。这个例子说明，若无敏锐的目光，必然只会在原辨证圈子中调整以治，其结果只能是因循守旧，疗效无法得到提高。

第二是统摄思维活动的能力。思维活动，是人的生命活动和社会活动的核心。人的每一个想法，都可以看成大脑为他加工生产的一个信息产品，它以信息方式支配其肢体，产生一系列行动。因而，思维是一个复杂而非单一、变幻莫测而非一成不变的过程，这决定了思维方式的多样性，以及思维运转时多种思维方式的混合性或叠加性。统摄这些思维活动的能力，是防止思维混乱、清晰认识客体的一大关键。

早年我治的一个幼儿，拉柏油样黑便，日十余次，其臭腐恶气难闻，腹胀，呕吐咖啡样物，日四五次，面青肤冷，气息衰微，患儿不时尖声哭叫，体温低于正常。西医诊为"急性坏死性肠炎",而经补液、输青霉素及地塞米松等5日,病情未能控制。患儿平静不叫时,几呈昏迷状态。我暗析此证属肠瘅下利,而又怕稍用寒凉会绝灭其一线仅存之阳;欲救其阳衰欲脱,又怕抱薪救火。况其呕吐、腹胀均显急迫,不能不顾。而西医已系统治疗数日无效,也增加了辨治的疑虑。在这种纠结状态中,我很快发现自己陷入了思维混乱,随即开始进行逻辑认识:病候在肠,病理为湿热瘀毒。其各种见症虽无不急重,而均为热、瘀、毒之邪势鸱张所致。其肤冷、昏然欲脱,不是一般意义上的正虚,而是稚阳之体不堪邪毒肆虐。并由此联想到肠痈,肠痈之治,每多采用泄热解毒、破瘀止血兼以疗痈生肌治疗,一般都会收到良好的效果,乃试投1剂。药后症状明显好转,坚持用药5剂而诸症消失。

第三是转移经验的能力。这是临床中医师极为重要的一种能力。它常常通过类比、联想、借鉴、移用等加以实现。如麻黄,有人将它研末填脐,用麝香膏敷上,每晚一次,成功治愈功能性不射精。这是分析了患者体健、性交正常,可排除虚证。不射精是精道不通,而麻黄可通九窍,敷于脐中,直通任脉,通关开窍。

第四是侧向思维的能力。侧向思维常常是对某问题无法解决,或老方法只能低水平解决时,想到"能不能不这样",并通过学习、借鉴和摄取其他方面知识和信息,从中悟出新的方法,用以解决问题的能力。拥有这种能力的前提,是较多地了解和掌握其他学科领域或其他方面的知识和信息,并具有活跃的思维。其作用是在解决难题时,能迅速借鉴其他方面的知识,类比相同原理,从而获得解决问题的方法。如尿路结石,从晶体形成学说看,几乎是浓缩尿的缩影,且与饮水成分有关,这和水管内结垢情况类同。而工业上用磁化水能使水管已结的老垢脱落,新垢不长,根据这一原理,用磁化水治疗尿路结石,取得了溶石、排石、防石的可喜效果。

以上是创造型人才应当具备的主要才能。而除此之外,一个优秀的创造型人才,还需要不断丰富、培养和锻炼自己的评判能力、"联结"和"反联结"能力、预见能力和完成能力等。因为只有这样,才能使自己的知识在创造性思维的作用下,通过重新组合、延伸和裂变,不断升华。

如个人知识虽然有限,但若能以不同方式反复组合,充分使用,那么,创造性思维将层出不穷,使个人有限的知识发挥无限的作用,从而可创造出知识虽不如别人，而能力和成果却可超过别人的奇绩。

在每一个创造性命题实现后，就获得了新知，而任何新知又都可能带有缺陷，存在可补充之处，创造性思维可以在新知识的参与下继续下去，达到又一新的层次。这种提高将无限延伸，永无止境。不仅如此，创造性活动成功后，围绕此创造性成果，又会从"横"的方向派生繁衍出许多新的创造性活动和创造性成果，产生一种"裂变"效应。这就是古今中外，一切科学家（包括医学家），一般都不仅拥有一项成果，而基本都是硕果累累的原因。

三、调整气化法——谈模式思维

气化是通过本、标、中见和从化等概念推理进行的一种辨治法。它对辨析疾病的属性和病机具有指向释疑作用，对治疗具有相机调节作用。如一部分疑难病症是以病情复杂、症状属性矛盾为主要表现的，需要首先大体上将其做出属性辨识；有的病症，某症状极为突出，但遍用常规常法治疗无效；而有的病患在已经好转时，突然高热寒战，出现看似恶化的不良趋势，凡此等等，气化理论均可起到指向作用，并都可通过调整气化的方法而获得满意的疗效。

气化理论之"本"指风、热、火、湿、燥、寒六气，它与"标"三阴三阳相对应，即所谓"六气为本，三阴三阳为标"。各经的"本"，就是指该经特定的风、热、火、湿、燥、寒的病理属性。"本"，有本性之意，亦即病性。外感疾病虽千变万化，而一般不出风、热、火、湿、燥、寒，因此，它们都可通过六经之本性加以概括。由此可将六经看成六个不同病机、病位的病理"性格"，并可以"本性难移"来认定其相对的稳定性。这就使我们在纷繁复杂的临床见证面前，获得了一把诊断标尺。如"阳明之上，燥气治之"，"燥"即阳明之"本"，疾病凡以燥为特点者，即可归于阳明；"太阴之上，湿气治之"，凡以湿为特点者，即可归于太阴。所谓"标"，即太阳、少阳、阳明、太阴、少阴、厥阴，三阴三阳。如"太阳之上，寒气治之"，按照六气为本的规定，太阳之"本"为寒，而太阳是阳经，故其标为阳。这种标本异气的关系，可解释同属一经之证而有寒证、热证之分的临床现象。

所谓"中见"，指两经相表里者，即所谓"表里相通，互为中气"。如太阳与少阴相表里，则太阳与少阴两者互为中见之气。余如阳明与太阴、少阳与厥阴亦皆如此。中见之气,是与本气相关或相反的气。

本气之中出现中见之气的原因,一是六气变化到了一定程度常可向相反方向转化,二是六气本身也有一个盛衰有余、不及的问题。不从标本而从中气,就要特别注意它们之间的这种转化。

六气的"从化"是有着一定规律的,即"少阳太阴从本,少阴太阳从本从标,阳明厥阴不从标本,从乎中也"。这种或从本,或从本从标,或从中见的变化规律,谓之"从化"。"从化",指该经病后从何而化。决定从何而化的主要因素,是人的禀赋,从化的表现则是临床见证和药后反应。十二经中司化者六经,从化者六经,从化者不司气化,总以司化者为主。这就存在一个手足经间谁主司化谁主从化的问题,它要求我们在临床运用时遵循上面所规定的各经所从原则。如少阳经,手少阳三焦经属相火,主司化,足少阳胆经甲木主从化。病后见司化者之本气为化之常,但也间或有见从化者之本气的情况,故少阳以三焦病变为主,而也有从甲木胆论治的。

六经气化中有两点必须着重掌握:一是掌握各经之"本",它是从总体上把握病机、病位、病性的关键;二是掌握从阴化、从阳化的情况,便于针对患者体质因素进行具体治疗。

总之,标本中气,说明疾病都有现象、本质和转化的问题。掌握"本",即可明确病性;掌握"标",则可明确反映病性的标志;掌握"中见之气",则可明确脏腑、经络间的生理调节和病理联系;掌握"从化",则可明确疾病诊断和治疗的重点。

我们这里所讲的气化理论,是历代学者运用《黄帝内经》相关理论研究《伤寒论》的一个成果,故称六经气化论,如同六经辨证可以辨治百病一样,它对辨治百病也具有一定的启迪作用。

案一 产后尿潴留

甘某,女,分娩后13天,一直无法自行排尿。曾留置导尿管4天,拔管后尿仍滴沥难出,只得再次插管导尿,当天导出尿液3500mL,并使尿管保留。4天后再次拔出尿管,仍不能排尿。患者在留置尿管的同时,一直用多种抗生素控制泌尿系感染,但十多天来不仅尿不能自行排出,且其伴随的发热、口渴等症状一直也未能控制。所住妇产科已先后请外科、泌尿科及内科等会诊，均认为产妇病体虚弱，两次置尿管达十多天之久，撤管后又根本没有恢复自排迹象，不能再依靠置管排尿，而对于拔除尿管后采用何法治疗，又都无任何办法。不得已时，请中医治疗。

患者神疲倦怠，小腹不适，无滴沥尿出，十分焦虑。面白少华，全身汗出较多，发热，口渴，气息微短。六脉虚数，舌质淡，苔白微滑。

本案辨治颇为犯难。首先初产即罹病，体质虚弱，复经 2 次插管，十余天持续用药，体已难支。其发热，口渴，汗出，似可用"清"法治疗，而虚弱之体，清之恐成坏病；虚弱汗多，脉虚舌淡，似可用补，但小便不通为其主症，补之又恐犯"实实"之戒。而举凡淡渗通利之品，且不论可否生效，其伤津耗气之弊也非本患者所能承受。当此之时，唯有从气化以调之最可趋利避害，且最切病机。辨为膀胱气化失司，三焦失于通调。以五苓散加味以治：

猪苓 10g　　　茯苓 15g　　　泽泻 30g　　　白术 12g

桂枝 10g　　　人参 12g　　　黄芪 30g　　　枳壳 20g

水煎服，日服 1 剂。

上方仅服 2 剂，小便即能自行排出，再服 2 剂，完全恢复正常，其他伴随症状也全部消失。

本例患者，"小便不利，微热而渴"证属太阳。按照六经气化理论，"太阳之上，寒气治之"和六气为本，三阴三阳为标的原则，太阳本寒标阳。而根据要求，临证时当先据其"本"（六经属性）对疾病属性加以明确。本病属性为寒，又据太阳从本从标的规定，明确本病发热为标气之热。这样，我们就可明确辨析其小便不出，乃寒客太阳本腑膀胱所致。五苓散恢复膀胱气化，通调三焦水道，故能收 2 剂而效、4 剂痊愈之效。

案二　蛔厥

杨某，女，23 岁，未婚。某日在地里劳动时上腹部突发疼痛，阵发性加重。重时难以忍受，局部如钻如顶，由家人急抬往医院。西医凭症状按胆道蛔虫治（20 世纪 70 年代，西南边远民族地区的公社卫生院，无任何检查设施）。当时给予阿托品、阿司匹林、驱虫净等治疗，并行补液。药后不仅无效，且开始发热，呕吐苦水，遂静滴青霉素、氯霉素，并于痛剧时使用安依痛、哌替啶等。而药后疼痛仅短暂得止，旋即如故，且呕吐更频，发热呈升高趋势，遂请我会诊。

患者右上腹阵发性钻顶样剧痛，痛时高声叫吼，满床乱滚，烦躁难耐，呕吐大量苦水。缓解时可安静，呈欲睡态。脉结，舌苔白而厚腻。

证属蛔厥，药用乌梅丸加味，处方：

乌梅 10g　　　桂枝 10g　　　北细辛 10g　　　人参 10g

干姜 10g　　　黄连 10g　　　炮附片 20g　　　黄柏 10g

川椒 10g（炒）　当归 10g　　　芒硝 10g（冲）

水煎服，暂开 1 剂，嘱当日分次服完。

次日二诊。药后患者先后吐出蛔虫 3 条，并大便 1 次，内无蛔虫及黏液。疼痛缓解，而右上腹仍明显触痛。脉转弦细，白厚舌苔稍退。续予上方 1 剂。

来诊第 3 天中午，突然寒战高热，体温猛升至 40.1℃，疼痛转为持续不断，牵扯肩背，烦躁不安，右上腹可触到明显包块，呕吐不止，并明显感到口苦、口干、目眩。改用清胰汤加味，处方：

柴胡 12g　　　白芍 30g　　　生大黄 10g　　　木香 10g

延胡索 10g　　乌梅 12g　　　法半夏 12g　　　黄芩 10g

芒硝 18g（冲）　炒川楝 10g　　金银花 20g　　　黄连 10g

黄柏 12g

水煎服，1 剂。

服完上方，患者连续排出 3 次稀黑大便，内夹蛔虫数十条。现热退痛止，呕停渴减，仅感神疲困倦至极，嗜睡懒言。予香砂六君子汤善后。

本例患者服药仅 1 剂，急重症状即得以缓解，说明辨治正确，再予前方治疗，应该是更见好转的。但服药后不仅不效，病情出现以高热为突出表现的反复，而以清胰汤治疗，1 剂即又挽回了危难，这期间的病情反复和遣方变化都体现了六经气化理论。

六经气化理论中有一个中见之气。所谓"中见"即中气，两经相表里者，则二者互为中气。正常时它们之间互相调节，而一旦病后则互相影响。以阳明为例，"阳明之上，燥气治之，中见太阴"，说明足阳明胃经与足太阴脾经两者间关系特别，正常时升降有度，燥湿互调，以维持生理平衡，而病后则脾与胃每相关联，治疗时也常脾胃并治。

本例患者三诊时，高热突起，看似病情反复，而从气化角度看，"厥阴之上，风气治之，中见少阳"，就是说足厥阴肝经与足少阳胆经二经是互为中见的。而"少阳之上，火气治之"，按照六气为本的原则，"火"是少阳之病性。患者由病属厥阴之蛔厥，症状减轻后突发高热，并见口苦、目眩，应该是病邪因于肝胆二经互为中见的原因，由厥阴肝经还出少阳胆经的表现，是疾病向愈的佳象。治疗之法，在于顺应其"中气"的特性，引导邪气由阴出阳，由里出外。少阳之主方为柴胡剂，而清胰汤为柴胡汤之变剂，所以，用它以顺应中见互调之气，领邪外出，故药仅 1 剂，即转危为安。

以上两案在辨治时都采用了调整气化法。运用六经气化理论，在思维学里属于模式思维的范畴。模式思维是按已知模型去对应和判断，常用规范或具规范意义的"经典"范例来应对和解决问题。这不仅需要对模型和规范的遵从，而且对经验有着很大的依赖。因为按照已有的经验办事，许多时候都能给我们带来方便和效率，并降低在做的过程中可能遇到的风险。因此，面对问题时，我们会以模式思维，采用某种套路法加以解决。

经验所产生的过程，其实就是多次运用模式思维后概率的增值过程。经验丰富者，储存的解决问题的模式多，模式识别力强。从一定意义上来说，模型和规范是模式思维的框架，而经验则是框架内的填充物。但我们在采用模式思维时，需要注意到一点，那就是经验容易限制思维，常导致思维进入死角，难以创造性地解决问题。因此，我们在采用模式思维，求得它的方便、快捷、风险度小的同时，一定要防止它带来的束缚。

由于模式是某种事物的标准形式，或使人可以照着做的标准样式，因此，任何学科内都普遍存在着自己的各式各样的模式。这些模式也就是从业者们在认识和处理问题时，所普遍采用的思维和做法。如西医在诊疗时首先要求尽可能地明确病变部位及其病理改变性质；千方百计寻找特异性致病因素或造成病变的直接原因；选用对病因或病变极具针对性的包括药物在内的靶向治疗方法。这是一种力求精确认识以对抗治疗的诊疗模型和临床规范。而医生再将个人经验融入其中，加以具体诊断疾病和完成处方用药的全过程，其行为是对模型的遵从和规范的践行，就思维学而论，其实就是一个模式思维过程。

中医学在推崇人与天地和、人与社会和、人与自身和的总体调和模式的基础上，运用和体现模式思维的地方是很多的。除六经气化学说外，如五行生克乘侮的致病机制和虚则补其母、实则泻其子等治疗原则，都是这种模式思维的具体运用体现。

曾治一男子，52岁，咯血断续不止，3个月有余。咳嗽少痰，咳掣胸胁疼痛，久治无效。消瘦汗出，脉弦滑，舌干红而有细裂纹。证系肝火炽盛，消烁肺金。其标在肺而其本在肾。病缘于肾水干涸，难以滋肝涵木，而致木火亢旺、刑金伤肺。治当滋水涵木，柔肝泻火，清金宁肺。乃处方：

生地黄 30g	熟地黄 30g	天冬 15g	麦冬 15g
怀牛膝 12g	玄参 15g	黄芩 12g	决明子 20g
百合 30g	黄连 10g	紫草 30g	侧柏叶 30g

服药1剂症减，3剂血止。后坚持服用20余剂停药，一直未再复发。该方以二冬、二地滋肾水，起"壮水之主，以制阳光"的作用；玄参、百合润肺清肺，敛气养肺；黄芩、决明子凉肝泻火，使肺金不受肝火烁伤；黄连、紫草清泻心火，发挥"实则泻其子"、以进一步达到凉肝泻火的作用；侧柏叶清以止咳，凉以止血；怀牛膝引火下行，为"导龙归海"之用。

本案辨证病位在肺，而治疗却是通过滋肝之母——肾而柔肝平肝，以减木火之戕害，通过泻肝木之子心火，以助清泻肝火，通过凉肝直泻其火，达到清肝平肝的完满要求。这样，治疗并不直接针对肺，却收到了肺病痊愈的疗效。而这种治法，正是遵循的五行生克理论。它如中医文献中众多以法式、金鉴、金镜、准绳、轨范等命名的医著，也都是以模式思维为主导而成书的。

本文所举两例病案，案一按气化学说的本标原则辨析，从而准确地把握了病性和遣用了方药，使尿潴留达13天的产妇一药而愈。案二则据中见之气的理论原则，从病情趋于严重的现象中看到了佳兆，并采用顺势导引之法而一方中的。这说明气化学说在临床释疑辨难时，确有一定指导作用。而气化学说作为一种理论"模型"，如同其他任何理论模型一样，在具体使用时，需要模式思维的开启，才能在当用的时候显现出来。

四、毁巢捣穴法——谈追根溯源思维

"巢穴"，是鸟兽藏身的地方。这里借用它，在于说明病邪蕴结、藏匿、凝聚、郁滞或瘀阻于机体的某个部位。它具有3个特点：第一，是病邪部位的相对固定性；第二，是病情表现除部分急重症外，多为病程绵缠之沉疴痼疾者；

第三，治疗经历多是辗转医治、百药无效者。造成邪踞巢穴的原因是很多的。粗略分析约有如下几点：①禀赋因素。由于禀赋不耐，致邪气易犯某部而羁留，或禀赋特异而致病。如狐惑病（眼－口－生殖器综合征），蝶疮流注（系统性红斑狼疮），白壳疮（银屑病）等。②毒邪直击。如烂喉丹痧（猩红热），疫毒痢（急性中毒性痢疾）等。③特异病毒。如肝瘟（急性重型肝炎），稻瘟病（钩端螺旋体病）等。④积渐而成。如鼓胀（肝硬化腹水，腹内癌肿，结核等伴见之重症腹水），流注（多发性转移性肌肉深部脓肿）等。

此外，还有误治而成的坏病、外伤跌打之后遗症、中毒重症救治成功后的继发症等。可见，导致病邪盘踞巢穴的病症不仅很多，而且情况极为复杂。而在临床诊疗时，由于导致的原因不同，邪踞巢穴的部位有别，邪气之轻重各异，以及治疗过程中是否受到不良干扰等诸多差异，纵然身患同一种疾病的患者，辨治时也可能有很大差异。

以上情况说明，邪踞巢穴是临床涉及面极广的一大类疾病，无论在急症、重症、奇症还是顽证中都能见到。这种广涉性，必须有一种特具针对性的遣方用药法，而极为复杂的情况，又必须有一种独特的辨析把握法。毁巢捣穴法就是为满足这种要求而确立的。

因而，本法从思维角度论，要求能拨开假象，并剥开层层证象，穷原竟委，追根溯源，以寻找邪穴所在。从治疗学角度论，要求选方用药稳准，针对性极强、效力度极大，而又不失统揽全局。

如曾治一中年男子，其反复腹泻，稀便中夹脓血黏液，并有里急后重，腹痛时发时止，迁延不断已逾 3 年。初时缘由一次不洁饮食后腹痛，泻下咖啡色水样便，内带胶冻状物，西医以"肠炎"治疗好转，而一直未全止。遂于症发重时就诊，平时停药。历时近 1 年后，症状逐渐加重，并感消瘦乏力，患者始不断求治于中、西医。中医曾先后以白头翁汤、芍药汤及附子理中汤加味等多法治疗，前后服药数百剂，或仅小效一时，或全然无效。西医以慢性结肠炎治，亦无效果。如是已历 3 年，患者日感衰弱，且因久治无效而十分悲观，经人介绍专程来诊。

患者精神困顿，消瘦明显，面青白无华，语言声低。目前大便稀溏，内夹脓血及白色黏液，日三五次不等。里急后重，腹中微痛。时作时止，发无定期。并有胸闷不舒、时时面红微热之感，纳食不香，夜难入睡。脉弦数，舌质偏红少津。证属休息痢，病机为湿热垢滞、蕴结大肠。

本患久痢阴伤而舌红微热，舌干少津；气伤而神情困顿，语言低微；脾伤而纳呆消瘦；气滞而里急后重，胸闷不舒；久治不效，焦虑日久而失眠。病情看似复杂而均因痢久不止引起。而痢之不止就在于湿热邪毒蕴结大肠。但病程已3年，证已成虚实夹杂之候，纯用苦寒清肠，必再伤正，培补温运，又恐再伤阴助邪。治疗之法，只宜以清和之剂，直决大肠邪穴。方用黄芩汤加味，处方：

白芍 30g	黄芩 10g	炙甘草 15g	大枣 20g
石斛 15g	麦冬 15g	马齿苋 30g	生麦芽 15g
木香 10g	当归 15g	黄连 10g	白参 10g
生山楂 15g			

水煎服，日1剂。

服完7剂后，大便日减至一两次，内中脓血黏液胶冻状物减少，余症减轻。以上方稍做随证加减，坚持服用3个月，所有症状，基本消失。

可见，毁巢捣穴法并不是必用攻逐之剂或峻猛之药的治法。而是找准病毒之巢和病邪之穴，遣用能从根本上解决问题之方药，以收灭巢毁穴之效，从而治愈痼疾的一种治法。

案一 狐病

朱某，男，31岁。自幼口腔常发溃疡，每发涂药可消。十多岁时开始加重，近8年更是日渐严重。口中有时溃疡达10个，最大时如1元硬币大小，疼痛难忍，无法吃饭，语言受限。久发以后，溃疡逐渐蔓延到咽喉下，以致不停咯吐出黏液浓痰。旧溃疡未愈，新溃疡又起，所起溃疡均需3个月左右方可愈合。前阴也曾多次出现溃疡，但所发次数远比口腔少，程度也远轻于口腔。

自病情严重开始，患者从未间断治疗，曾连续服甘草泻心汤近1年，无效。又曾服调理脾胃药及中成药，如气血平衡丹、脑气平衡丹等逾年，仍无效果，西医诊为"眼-口-生殖器综合征"，先后在北京、郑州等多所医院就诊。服用沙利度胺8个月，服时有效，但只要停药1周，则必然严重复发，溃疡更多、更大，只得停药，放弃这些治疗。也曾用免疫调节剂，如转移因子、胸腺肽类及维生素等药治疗，也毫无效果。自发病以来，从未停服中成药，先后服用过栀子金花丸、知柏地黄丸、口炎清胶囊、双黄连胶囊等近50种药，并配以外用药近20种进行治疗，均无效果。患者近期症状严重复发，无法吞咽，语言发音不清，已无法熬挺，遂专程前来求治。

来诊室后，患者先送上一叠自行记录的病情和治疗经历。其中仅中成药及西药即分类列出利咽清热解毒类、维生素类、消炎类、肠胃药类、外用药类及其他类等6大类。患者表情痛苦而焦虑，咽部有一蚕豆大溃疡，来诊前于他院检查还发现另有一出血性溃疡，均疼痛不已，需服止痛药方能维持。痰稠，大便欠畅。脉细，舌胖大，舌苔黑润。诊为狐病。

辨证：湿热瘀浊，酿生虫毒，上蚀咽喉，下蚀前阴。

方用升麻鳖甲汤加味，处方：

升麻 15g	鳖甲 20g	当归 10g	生甘草 10g
雄黄 1g（冲服）	蜈蚣 2g	花椒 40 粒（炒）	蜂房 10g
赤小豆 30g	蟾蜍皮 10g	硼砂 10g	儿茶 10g
射干 15g	人中黄 10g		

水煎服，日 1 剂。

因溃疡见药后痛难忍受，遂收入院加用输液及局部处理。

患者服药 4 剂，溃疡即消退，带药回家。

患者服完 25 剂后前来复诊。1 个多月来，仅咽部偶发一小白点，并可自行消退，局部已完全正常。平日汗多肤冷，自觉背冷恶风。双尺脉弱，左关稍滑，舌略胖，薄黄苔。前方去人中黄，减雄黄量为 0.3g，加用桂枝 10g、白芍 30g、炙甘草 10g、大枣 20g，以做善后维持。

狐病在仲景书里与百合病、阴阳毒同列一章论述，并出甘草泻心汤、赤小豆当归散内服方 2 首，雄黄外熏、苦参外洗方 2 首。所出 4 个条文侧重于症状描述，未明确其病因病机。后之注家或从条文析义，或从方药反推，认为该病系由肝经湿热循经上循下犯、蒸腐气血而成瘀浊，生风化腐为虫所致，并认为仲景出甘草泻心汤是针对本病脾胃虚弱、湿热郁遏、虫毒蓄留病机的举例用方。因此，主张对肝经湿热者，用龙胆泻肝汤；肝肾阴虚者，用知柏地黄汤；脾肾阳虚者，用右归丸。从病机角度看，这些方法应该是对症的，它们补充和丰富了仲景治法。而从临床看，这些方有时疗效却不令人满意。本患者历经 8 年，遍治无效，即说明了这点。

我用升麻鳖甲汤治疗狐病，缘于对本病病机的步步探索所做的选择。鉴于以往所用方药无效的情况，后遇此证，我深入循证推敲，此病反复发作，当为邪毒蕴恋；溃破糜烂，乃湿毒之征。而该病公认为湿热内蕴、郁久成毒所致。因此，要害在一个"毒"字上。毒邪不甚者，或清或解或化或排，多可去之。而毒之甚者，则只有攻毒一法。

攻毒之方必求效专力宏，而以上方药显然不具备这一特点。我在反复推求中忽忆及仲景治阴阳毒之升麻鳖甲汤。该方针对的病名即"毒"，症状亦以"咽喉痛，唾脓血"之毒蚀为主要表现。方中升麻功擅解毒；雄黄，《本草纲目》谓其能"杀邪气百毒"；鳖甲，《神农本草经》谓其"可去阴蚀恶肉"。于理于方于药此方均是一首攻毒之方。于是试投，果一投即效。该患者病程特长，毒踞巢穴，已成聚结顽凝之势，非此针对性极强的攻毒之剂，是不能奏效的。

案二　飞扬喉

郑某，女，56岁，口中生血水疱3个月。旧消新长，反复不断，呈散在发作。疱溃破后溢出水液，有咸味，水疱有时呈血疱样，龈肿，疼痛。于某大学附属医院诊治，经取活检诊为"良性黏膜类天疱疮"，准备以大剂量激素治疗，患者不愿接受，遂来我处就诊。

口内散在多个血水疱，大小不等，龈肿，疼痛，二便尚调。脉细，舌正常。

诊断：天疱疮。

辨证：素有积热，邪毒上炎。

处以甘露饮加味，处方：

天冬 12g	麦冬 12g	生地黄 30g	熟地黄 30g
甘草 10g	茵陈 15g	黄芩 10g	枇杷叶 10g
石斛 12g	蜈蚣 2g	儿茶 10g	竹叶 10g
木通 10g	白参 10g		

水煎服，日1剂。

患者服完4剂来诊，口中疼痛大减，仅新起一小疱。再服7剂来诊，第一次多日以来未再起新水疱，龈痛好转百分之八九十。但觉乏力，午后腹胀。

邪毒已溃败，而已现阴柔碍脾、苦寒伤气之征。药随证调。上方生地黄、熟地黄均减量为 10g，去儿茶、木通，加建曲 10g，带药 15 剂，回老家以做巩固。

天疱疮，西医学认为是原因未明的恶性皮肤病，近年来多将之归于自身免疫性疾病，是一个多发于中年人之慢性复发性疾病，并认为部分患者于发现皮疹前先出现口腔黏膜损害，渐及鼻、咽喉、前阴、肛门等处。

中医学认为，天疱疮系心火脾湿兼感风热暑湿之邪熏蒸肌肤所致。本例患者虽极有可能是天疱疮皮疹出现前的口腔黏膜损害，而从临床表现看更当诊为"飞扬喉"。飞扬喉是一种以口腔上腭等处突起血疱、色紫壁薄易溃破、破后流血水为主要特征的口腔疾病。同天疱疮一样，仍是一种邪毒为患。

本患具三大特点：①患者禀赋特异。②邪毒类型特异。③邪毒作用部位固定局限。

脾开窍于口，心开窍于舌。本病疱疹局限于口舌，其病位在心脾。疱呈水，乃为湿患，时呈血疱，乃为火征。湿为脾所主，火为心所主，证象亦当责之于心、脾。久发不止，频发不断，肿痛日甚，标志邪已成毒，毒邪蕴结心脾。故本例是一例禀赋特异、心脾积热、蕴而成毒、邪毒上炎之证。

治宜清补攻泄兼施。甘露饮乃治脾胃湿热上蒸、口鼻喉疮、吐衄齿衄之专方，故以其为主方。方中二冬、二地及石斛补益脾胃之阴，另加人参相助，以调护其禀赋之不耐；黄芩、竹叶、茵陈苦寒清热燥湿；枇杷叶降气清热以助之；蜈蚣、儿茶攻散其毒；木通、甘草导泄邪浊。这样，方药看似平淡无奇，却从不同方向对邪毒之巢穴发起了总攻，因而药仅数剂即获显效。

以上两案，案一因追溯到了虫毒为患之根，并紧紧抓住如何拔除这个毒根，通过筛选过滤，精心寻找，终于找到了对此毒具有特异治疗作用之方而获效。而案二则以看似平淡之药，从不同方向攻散邪毒，最后使毒巢溃散而获效。就治法而论，均是毁巢捣穴法，而所采用的思维方法则是追根溯源思维法。

追根溯源思维法，是指在解决问题的时候，一步步地由结果追溯原因，直至找到最后根源的思维方法。这种思维方法往往能够使我们直奔问题的实质，将问题彻底地解决。许多时候，解决问题的办法也会由此而变得简单起来。因此，在遇到问题的时候，不要急着去见招拆招地解决，而应该采用追根溯源思维，静静地考虑一下问题的根源到底在哪里，这样，常常会起到事半功倍的作用。

本法在医学临床诊断上是一种必用的思维方法。因为疾病的假象，需要此法加以去伪存真；因为临床症状的矛盾表现，需要用此法找到正确答案；因为复杂的纷繁见症，需要用此法找到各症状产生的原因；因为邪毒之聚蕴，需要找到其盘踞的巢穴……

不仅如此，一方能用治多种不同疾病，需要用追根溯源法找到它们相同的病机；一药能治完全不同的病症，需要用此法找到该药所具有的多种功能。因而，追根溯源法，其实是每个临床医师每天都在不断使用着的一种临床思维法，只不过这种使用在绝大多数人身上，处于一种自发的、朦胧的、粗放的状态，大多数人不懂得以思维学的要求对它进行科学训练，缺乏将形象思维与逻辑思维结合、客观思维与微观思维结合、模糊思维与精确思维结合的能力，因而难以达到追根溯源的认识目的。显然，缺乏追根溯源思维法的正确使用，是制约临床疗效总体水平的一个重要原因。

而从临床实际看，在辨证诊断中，缺失追根溯源思维所带来的影响，人们是容易体察的，但在方药运用时如何通过这一思维方法去把握和开启，则是一个被普遍忽略了的问题，而这是一个大有作为的方面。

曾治一耳聋患者，以双耳突然听力下降、左耳完全失聪3个多月来诊。病前有外伤史，而病后即不断治疗。曾在某三甲医院做包括高压氧在内的多法治疗，全无效果。来诊时考虑耳聋起于外伤后，其人中年体盛，无肾精亏虚等证象，亦无中毒及可疑用药史，故其聋必为外伤血瘀、脑络瘀滞、阻塞窍道清阳。因而采用通窍活血汤以治，数剂见效，连续服用2个月，双耳聪灵如前。

同样，凡具以上病机者，无论头发全脱、头皮光亮者，还是斑秃，也无论是偏头痛还是全头痛等不同病症，用本方治疗效果均特好。

又如麻黄，临床除解表、发汗、平喘宣肺外，可用治功能性不射精、遗尿、子宫脱垂、阳痿、脱肛等多种不同病症，这看似不好理解，其实都是追根溯源思维的运用结果。

麻黄有通九窍之功，开关通窍，直通任脉。功能性不射精者，多身体健康，性交正常，用麻黄开通其精窍后，精液自能射出。麻黄入肺与膀胱，遗尿为膀胱不约，而膀胱的固约和通利受三焦气化功能调节。麻黄宣肺气、利三焦、调膀胱的功能，正好准确地切合了这一病机，故用治遗尿每获良效。子宫脱垂、脱肛和阳痿病者，多久服补中益气或补肾助阳之品，麻黄开提肺气，宣散透达，故常可对一些久服补益的这类患者起到意想不到的治疗效果。

可见，用好追根溯源思维法，不仅是正确诊治的需要，也是创新发展的需要。而由于临床医生普遍受思维水平、思维能力、思维活跃度和对临证思维重视度的影响，故本思维处于一种人人在用而绝大多数人并不会用的状态。从整个临床角度看，这确是一个需要加以重视的问题。

第二章　急证辨治研究

五、借石攻玉法——谈移植思维

《诗经·小雅·鹤鸣》有"他山之石，可以攻玉"的名句，意思是说，别的山上的好石头，可以用来琢磨出漂亮的玉器。这成了以后学习、效仿、借鉴和移用本学科以外的知识、方法和原理，以解决自身问题的成语。这种借鉴，可以是直接的效仿和移用，也可以是受其影响而获得的领悟或产生的感悟。前者多是操作层面的"拿来"，而后者却是精神层面的融汇和"植入"。

疑难病症的辨治，太需要掌握尽可能多的治疗方法和拥有尽可能多的认识途径了。而因为中医与西医同是研究治病救人的学科，因而，临床时借鉴西医不仅成了自然而然的事，也是最可以直接帮助解决实际问题的一条借鉴门径。这期间除了借鉴各种仪器检查结果，为辨识疾病、判断病性、准确辨证和精确用药提供帮助外，在具体诊治时，也有很多的借鉴机会。

如早年我治一蛔厥、上腹剧痛者，在痛止后，却骤然发高热至40.1℃，寒战不止，出现持续性上腹痛，烦躁不安，弯腰坐起，右上腹可触到明显肿块，呕吐，并突出感到口苦、口干、目眩。

为什么缓解了的病情突然会恶化呢？这时我想到了西医学的胆管胰管"通道说"。胆总管与胰腺管共同开口于胆道口壶腹，当壶腹部阻塞时，胆道内压力增高，胆汁必逆流入胰管。

本例蛔虫入胆已3天，不仅阻塞，且已诱发感染，这种感染之胆汁反流入胰管，岂不导致胰腺水肿发炎？患者目前的见症正是由于胆囊疾患又导致了胰腺病变。因此，它是蛔厥的变证，更是蛔厥所导致的又一种疾病——急性胰腺炎。在遣用以通透胆胰导管为目标的清胰汤加味方后，病情很快得到控制，并迅速向愈。

这是一个参合西医辨病、以中西优势互补的案例。没有这种辨病思路的参与，难以准确认识胆病及胰、胆胰同病的病理，也就不会有通透导管的治法。同时，很可能将转化后的病证辨为少阳阳明合病，采用大柴胡汤、大承气汤等治疗。而如果那样，不仅割裂了蛔厥与后来见症的整体病机联系，而且难以解释邪已由阴出阳，病情却反而趋于恶化的事实。当然，所能取得的疗效肯定也会是不一样的。

本案正确方药的采用，来自西医理论，亦即传统中医以外的认识方法，显然，这一思路的开启，具有一种方法学意义。但它终究还属于操作层面的"拿来"。

借石攻玉精神层面的融汇和"植入"，是以"感悟"形式出现的。当然，这种"借"也就具有间接性特征了。如从先哲"面之所向，行之所达"即为路的精妙概括，想到现代人们所推崇的"走的人多了，也就成了路"之说法所带的弊端。它会导致没有自身思考和创新精神的"跟人走路"，反映在临床即为遵古循旧，人行（云）亦行（云）。

而举凡欲学之、习之、用之、提高之、发展之、突破之、创造之者，皆为"面之所向，无此向则不行"也。而"行"有多远，即在一个"达"字，未达之处，未必有路，而既达之处，必有来路。这段路若为自己所初踏，即为创造。

所以，研究医学之志在一个"向"字，而审视自身功力与建树者，唯一个"达"字而已。这当然不是直接研究医学的，而一经借鉴，对于医学研究故有的路线取向和价值判断，显然已是一种超越，所借来的其实已是一种臻于哲学层面的学术研究态度。

而这样的从社会科学"借"来的东西，不仅能从宏观上为学术整体带来帮助，有时对于认识、理解中医学术具体问题，也具有十分特殊的意义。

20多年前的一日，读到恩格斯给约·布洛赫的信中的一段话时，我突然双目一亮，这不正是对我常常冥思而终不得了了的方剂组合的神奇性的绝妙诠释吗？并据此而写成了《从哲学角度对方剂研究方法的思考》。

恩格斯是这样说的："历史是这样创造的：最终的结果总是从许多单个的意志的相互冲突中产生出来的，而其中每一个意志，又是由于许多的特殊生活条件才成为它所成为的那样。这样，就有无数互相交错的力量，有无数个力的平行四边形，而由此就产生出一个总的结果……任何一个人的愿望都会受到任何另一个人的妨碍……然而从这一事实中绝不应做出结论说，这些意志等于零。相反地，每个意志都对合力有所贡献，因而是包括在这个合力里面的。"（《马克思恩格斯选集》第四卷 478～479 页）

如果我们将这里的"历史"类比为方剂，"意志"类比为组成方剂的药物，"最终的结果"类比为疗效，"合力"类比为产生疗效的终极原因，那么即可看到，方剂是药物间无数个互相交错力量的外壳，无数个力的平行四边形的载体，而药物在方剂中能"成为它所成为的那样"，又是由于有"许多特殊的生活条件"。

这样就可看出，疗效是药物组成方剂后，依据一定条件，在体内产生一系列变化后所形成的"合力"，显然"意志"（药物）越单纯，对"最终的结果"（疗效）作用越直接。因为它可摒除形成"合力"（产生疗效）过程中，出现的许多无法精确把握的互相"妨碍"的因素。而急危之证不正怕这些"妨碍"致药力散漫不专吗？这个中医理论难以说透，而实验室对它又很难有全面证实能力的问题，就这样从风马牛不相及的马列经典中"借"来了如此贴切的注脚。

而借石攻玉法在临床应用时，也是多方面的。兹举两例。

案一 泄泻

虞某，男，80 岁。长期泄泻，每日 1～3 次，泻出物呈水样，时带黏液，腹鸣，矢气，每天早晨 5 点常起床排便，如此已 52 年。多年来历经中、西医多种方法治疗，总无效果。除上症外，倦怠神疲，体腹欠温，而有右足之中间 3 趾疼痛、强直，不能随意活动，曾摄片为骨质增生。脉滑，舌苔黄厚。

诊为久泻，辨证为脾肾亏虚，湿郁风乘。

处以升阳益胃汤加味，处方：

人参 12g	炒白术 12g	黄芪 30g	黄连 10g
半夏 10g	陈皮 10g	茯苓 15g	泽泻 30g
防风 12g	炙甘草 10g	羌活 10g	独活 20g
柴胡 10g	白芍 30g	木瓜 10g	干姜 10g

水煎服，日 1 剂。

因患者来自外地，服完 20 剂后复诊。患者数十年来第 1 次出现成形大便，腹鸣止，舌之黄厚苔已大退。又服 20 剂后前来三诊，大便成形，精神转好。上方加肉桂粉 5g（冲服），补骨脂 12g，20 剂。至此，痼疾得瘳。

泄泻一证为临床所常见，由于时气、饮食、情志，或受其他疾病影响都可导致。故临证时，历代或据其病因，或据其表现，或据其病理属性，或据其所伤脏腑命名，形成了十分复杂的称谓。如飧泄、湿泄、濡泄、寒泄、暑泻、火泻、水泻、痰泻、脾泄、肾泄、滑泄、五更泄等。为了执简驭繁，近代多将骤然发病者归于暴泻，经久不止者称为久泻，并认为前者多为外感时气或饮食所伤而致，后者则多因虚致泻。

该患久泻达 50 多年，医疗条件也较好，在漫长的就诊过程中，医生早已循上述列证遍用诸方，常规治疗应该不在考虑范围之内，而需跳出泄泻，借鉴他病他方施治。这时我想到了李东垣在《脾胃论》中出升阳益胃汤时所示示的主证："脾胃之虚，怠惰嗜卧……大便不调……洒淅恶寒，惨惨不乐，面色恶而不和，乃阳气不伸故也。"

对其病机，东垣以"元气不足，谷气下流，营气不濡，阴火上僭"加以概括。该方所主的首要症状并不是泄泻，故只用了"大便不调"，而其所针对之病机，则甚切合本患者。

该方由 3 大类药组成：一类是升阳药，如柴胡、羌活、独活、防风，既有升清降浊之功，又起风以胜湿的作用；二类为益胃渗湿药，如白术、人参、黄芪、炙甘草、茯苓、半夏、陈皮、泽泻、白芍，所谓益胃，实为益脾，补脾复渗湿；三类为泻阴火药，黄连，用以息阴火。3 大类药共同发挥升阳益脾、祛风渗湿的作用，因此，可不止泻，而达泻自止之功效。

本案虽无"阴火"见症，而仍用黄连，乃因此药为清肠毒之特效药，用于大队温补升散药中，无寒凉之弊，却可发挥"独擅其功"的作用。

举例此案，旨在说明，"借石攻玉"非仅只借相关学科或非直接相关学科之"石"，在本学科内从不同学术流派、不同科属、不同病种诊治方法中，同样能借得可以攻玉之"石"，而且，这种"借"法，是常用的。

案二 血崩暴脱

何某，女，32 岁。阴道出血不止 1 周，昏迷 1 天。1 周前因负重用力导致妊娠40余日而流产,并开始阴道流血不止。就诊于西医妇产科,经治血不止,又请中医以胶艾四物汤、少腹逐瘀汤治亦不见效,遂行刮宫术,术后血仍有增无减,再次清宫,仍不能止血。于第6天决定切除子宫,但因地处边远山区,离血库有数日行程,且人际关系疏远,根本无法解决血源问题,无法手术。

此时患者日渐衰竭,已奄奄一息,该院医生再无良策,家属不得已将其抬回家中,准备后事。就在此时,一位医生建议不妨找我一试,于是其夫急忙找我出诊。

刻诊:面色苍白,双目紧闭,呼之不应,蜷卧发热而四肢厥冷。少腹可摸到包块,大如儿拳,重按尚知蹙眉,阴道紫暗,血流淌不止,有臭气,撬开口腔见舌质紫暗,六脉细涩如游丝欲绝。

从西医角度讲,这是一个不完全性流产伴失血性休克,合并严重感染和弥散性血管内凝血的患者,而限于条件,前医已经尽力了。现据其出血污暗,小腹包块,舌瘀脉涩,可知系败血瘀阻所致的出血不止。而其病之急重有顷刻夺命之险,其治之稍失则有加速死亡之虞。

因此,急需考虑的有3个问题:第一,为什么活血化瘀药用之无效?第二,气立孤危之人能经得起再活血吗?第三,如何留人治病?因为倘若一丝游息断绝,则百药均已枉然。对此,我权衡再三,认为在治标留命的同时,必须单刀直入,破血逐瘀,使败血去而新血生,脉络通而血行畅,如此或可使流血得止,生命得保。

辨证为败血瘀阻、气随血脱之血崩暴脱证。处方:

1.独参汤:红参50g,煎浓汁频灌喂。

2.桃红四物汤加味:

水蛭15g(烘脆研末冲服)　　桃仁10g　　红花10g　　川芎12g
当归12g　　生地黄15g　　赤芍12g

水煎至300mL,分3次将水蛭粉兑入,用筷子撬开牙关缓慢喂下。

服完1剂,当晚阴道流出大量污黑血液,内夹细血丝样物,小腹包块随之缩小,血流大减,患者神志恢复,索要食物。

家属大喜过望,其夫次晨急来我处叩门,说明上述情况,并求再诊。续予昨方1剂,药后出血全止,腹部包块消散,体温恢复正常,手足温和。脉细弱,舌淡。投十全大补汤,并嘱饮食调养,半月而愈。此后连续生育两胎,均茁壮。

本案在死亡边缘夺回生命的关键是遣用了水蛭一药，而之所以选用它是基于中、西医双重考虑的。从西医角度看，该患具有出血、休克、血栓、溶血等弥散性血管内凝血的全部临床诊断指征。其病理机制是促凝物质进入血管内，使血液处于高凝状态，继而引起血管内凝血，消耗大量凝血因子和血小板，转化为低凝状态，导致出血不止。这时，欲达止血目的，只能抗凝而不可止涩。肝素为治疗之首选。而现代研究证明，水蛭含有肝素、抗血栓素，正好具有这种作用。

从中医角度看，原用桃红四物汤等，法属养血活血，对于已成此败血、衃血者，用之已如隔靴搔痒，而须用猛烈之药破血逐瘀。水蛭，仲景在抵当汤中将其与同是虫类药的虻虫同用，以破血逐瘀。而据临床考察，水蛭之破血力远大于虻虫。所以，这里虽仅在前医原用方中加此一味，却使养血活血法变为了破血逐瘀法，锋芒直指败血瘀阻病机。

而水蛭传统中多用于一些慢性疾病，如癥瘕积聚、闭经或损伤瘀滞者。敢于在这息如游丝、命悬一线的患者身上使用，一是遵张锡纯的水蛭有"破瘀血而不伤新血"之说，他认为"凡破血之药，多伤气分，唯水蛭味咸专入血分，于气分丝毫无损，而瘀血默消于无形"。另一方面确实就是参考和借鉴了西医的研究成果。而运用好水蛭，需要特别注意到以下几点：

第一，要生用。因为其起主要治疗作用的水蛭素遇热易被破坏。所以张锡纯认为，水蛭得水之精气而生，炙之则伤水之精气，破血逐瘀的作用就会减少。

第二，应用范围不可画地为牢。方书言水蛭有小毒，加上一般医生对破血药望而生畏，故很少使用。据我临床观察，此物药性平和，祛瘀力宏而无伤正之弊。故凡系瘀血阻滞重者，不论新疾沉疴，也不论体质强弱，都可酌情配合遣用。

第三，吞煎均可。"研末调吞"于理甚合，但腥味过大，患者常难以接受。再加上烘干之火候不易掌握，常焙成熟品，影响疗效。因此，我常用生品入煎剂，临床观察，疗效仍然满意。

上两例借他山之石成功地攻成"玉"，是由于较好地运用了移植思维法。

移植思维法是人们受植物学的启发而总结出的一种思维方法。在植物学里，人们经常出自一定的目的，将植物从一处移到另一处，这种方法后来被用到更广阔的领域，如将已发明的某一事物、技术、原理等有意识地转用到新领域，以解决新的问题或创造新的发明方法。从而确立了一种思维方法，这称为移植思维法。移植思维并不是机械地搬用，它的前提是移植的"供体"和"受体"之间存在着一种共性。

移植思维一般可分为以下几种：

1.直接移植。即两者的相似性非常大，直接搬用即可。如物理学发明的X射线、超声波、激光、同位素等，移用至疾病诊断。中医给药途径较窄，极大地妨碍临床治疗，需要尽可能多地拓展给药途径，于是直接采用西医静脉点滴、喷雾等方法给药。西医由于许多病没有最合适的治疗药物，而上千种中成药可以拿来就用，于是出现了西医普遍大量使用中成药的现象。

又如中医学里一些语言精练、达意准确、意义深刻而又通俗易懂的短句，被政治学所广泛借用，如"扶正祛邪""正气内存，邪不可干"、保护"精气神""猛药整治"等。可以看出，这是一种最省事却又能最好地实现意愿的办法。

2.间接移植。这种移植的基础是两者具有一定的相似性，但却又不完全一样。于是便将这一事物的原理、方法等加以改造后，再应用到其他领域。

如肾所收藏之精，是构成人体的基本物质。肾精所化之气是机体各种功能活动的原动力。而近年来通过对某些微量元素生理机制的研究，发现微量元素就是"肾"之重要物质基础之一。有人按数学方法，以肾功能为纵轴，年龄阶段为横轴，将二者的相应关系在坐标纸上标出，绘得一条峰状曲线。这条曲线被中外学者称为"肾气曲线"（或"女七男八曲线"）。当测定人体微量元素时，发现锌含量伴年龄增加而增加，至20～40岁时达最高值，中年以后开始下降。将锌含量与年龄变化的情况制成坐标图，发现这一曲线和肾气曲线相同，从而通过这一移植的研究方法，从一个全新的切面，揭示出中医"肾"的秘密。这是移用数学方法对中医学进行的现代研究。

而在传统医著中，思维移植则可以说俯拾皆是。如朱丹溪在治疗停痰瘀血互相纠结时，提出了"倒仓"治法。倒者，倾去积旧而涤濯，使之洁净。用以治疗日积月深、郁结成聚之瘫痪、痨瘵、鼓胀、癫疾等奇病，认为其他各种工巧之治，都不如这种如倾倒东西一样的倒仓法收效快捷。这种移植思维不仅在临床治疗时随处可见，由于中医学是采取人文形式加以反映的，因此，它从基础理论构建，到临床各个环节，都可找到移植其他领域原理、方法为己用的例证。如脏腑关系的十二官；药物的上、中、下三品；用于治疗的提壶揭盖、逆流挽舟、培土生金等法；病理的子盗母气、木火刑金；生理的上焦如雾、中焦如沤、下焦如渎，以及五行归类、阴阳互根、气血生化等。中医学正是通过这种广泛的移植，不仅使自己吮吸了医学以外的多学科精华，也使自己的思维方式获得了极大的丰富。

3.原理移植。即将一种宏观而基础性的原理应用到新的领域中。如古老的阴阳两仪组成万物的数学原理，被用于电子数字计算机技术。阴阳学说的数学表示是采用了"双值数学表达法"的。阴阳、四象、八卦都是运用二进制数制推导而来的。在阴阳八卦表示中，阳用符号—，阴用符号 --，可分别用数码（1）与（0）表示，统称"两仪"，由两仪的错杂可生出"四象""八卦"等。所谓八卦，就是用三个两仪符号组成的符号组，当无数多个两仪符号错杂，可组成万物，这就是阴阳两仪组成万物的数学原理。而这个原理被借鉴后，竟成为现代电子数字计算机组成的基本原理。

移植思维的关键有两点：一是态度层面，需要处处留心，善于观察，勤于思考；二是操作层面，要对移植双方的相同处和不同处进行认真分析，仔细比较。而移植的目的是创造，毫无创造价值的机械移植是没有任何实际意义的。

六、单刀直入法——谈全息思维

单刀直入，原本是比喻说话时直截了当，不绕弯子。我将它作为治疗疑难病症的一法，是指在治疗一些急重证时，抛开面面俱到、四平八稳的遣方用药做法，而着眼根本，投专方以直决病所。当然，这首先要求辨证清楚，目标明确。因为很多时候的平稳用药治疗，其实深层原因不是病情需要，而是医生对自己的辨证结果没有把握。在治疗急重证时，这种治疗必然在求稳求全中丧失主攻方向，其结果只能是如细雨之于烈焰，绝无扑灭作用。而采用单刀直入法治疗，则如挽大厦之将倾时，用猛力或巧力于一点，所谓"以四两而拨千钧"。此时，任何庞杂用药，看似标本兼顾，实如挽倾厦之八方用力，非但力量分散，乃至会力量抵消。

单刀直入法的具体运用，在于掌握好"单"和"刀"两个字。

"单"是指此法适用于病机单纯而病情却较急重的情况。"单"的另一层含义则是用药专一，且能以简单而收速效。如治疗痛经患者，轻时当然可进行服药调治。而严重者每于发时剧痛不已，满床翻滚，哭喊嚎啕，面色苍白，手足厥冷，冷汗淋漓，这时用汤药煎服治疗显然是缓难济急，而针对其病机为阴寒内侵、阳气受阻、寒凝气滞的情况，采用外治法治疗，常可立即收效。药用生附片50g，肉桂20g，荜茇20g，吴茱萸20g，捣为粗末，加盐250g，同炒至滚烫，用一薄布松松包好，熨摩少腹。并准备热水袋，在熨烫药将冷时置于其上，一般情况下，多数患者敷上数分钟疼痛皆可得止。

疑难病中的急重证，常因患者的难于忍受，家属的焦灼吵嚷而使医者临场慌乱，目光仅聚焦于其高热、剧痛、出血、惊厥、昏迷、吐泻等某一突出急重主症上，忽略了患者的其他表现，或对患者本身不难辨析的症状出现误辨。

这时，尤其要求医者沉着镇定，深入分析，当准确地找到病机后，常能用极简单的方法解决问题。

如曾治一头痛患者，3天前开始头痛，尤以前额为甚，痛至欲裂开感，住院治疗不效，自动出院来诊。来时患者抱头叫喊，头痛如裂，身热自汗，口渴欲饮，面红如妆，脉大，舌苔白。程国彭在论述头痛时认为："除风寒外，复有偏头风、雷头风、客寒犯脑、胃火上冲、痰厥头痛、大头天行、破脑伤风、眉棱骨痛、眼眶痛等证。更有真头痛，朝不保夕，势更危急，皆宜细辨。"说明头痛不仅原因复杂，且可出现重危证。

本例疼痛剧烈，病势急重，住院治疗3天不效，当属程氏所列证候的何证呢？据其临床表现，当属胃火上冲。而若以仲景法观之，则当属阳明病。"阳明之为病，胃家实是也。"阳明即"胃家"，而"热盛"与"火上冲"在此同义，二者原属一候。

但这里还存在一个问题，阳明头痛并不甚严重，如此剧烈之痛会是单纯阳明里热熏蒸所致吗？为了弄清这点，必须深入研究阳明。阳明经除包括手阳明大肠经、足阳明胃经以外，还包括了手阳明经脉和足阳明经脉。

手阳明经脉从食指外侧循臂，上额至面部。足阳明经起于鼻梁凹陷处两侧，络于目，二经均循行于面目。故邪犯阳明，极易循经上行而致头额面目疼痛。而阳明主燥，又为多气多血之经，病后邪热极易嚣张亢盛，这种嚣张亢盛之邪熏蒸于头面，壅滞于经络，头痛即作。

因此，邪越甚则痛越烈。不仅如此，"头为天象，六腑清阳之气，五脏精华之血，皆会于此……若邪气稽留，脉满则气血乱，则痛乃甚，此实痛也"（《医宗必读·头痛》）。

可见，本例痛剧的原因在于三点：第一，阳明热邪亢盛；第二，病邪作用于特殊部位；第三，病邪导致了气血逆乱。其病机为阳明热邪炽盛，熏蒸上攻头目。处方：

石膏 120g　　　知母 10g　　　菊花 30g　　　川芎 40g

全蝎 10g（焙，研末冲服）

上方仅服 2 剂，即头痛全止，诸症消失。

本方药仅 5 味，而用量特重，就是临床在"单"原则指导下施治的实例。

"刀"则是用效端力宏之方药，如快刀剔腐、利刃割赘般快速收效。因而，迥异于调节以见效、积渐以收功、标本以兼顾的一类治法。

如曾治的一腰痛患者，已在一家三甲医院诊为"腰椎间盘膨出"，久治不效。不仅痛至不能屈伸，且已不能站立行走，其家属用轮椅推入诊室。细询在久治过程中，蠲痹祛寒、温经止痛、行气活血和温补肾阳之药皆已遍用，且坚持针灸理疗多日，均未见好转。分析其病，乃寒邪深入骨骱、留而不散、凝阻经络所致，必以攻逐透达之专药，方能直达病所而溃散寒邪。乃用五积散加减。处方：

麻黄 15g　　　桂枝 12g　　　细辛 10g　　　白芍 30g

川芎 15g　　　当归 12g　　　红参 12g　　　炙甘草 10g

炮附片 20g　　淫羊藿 20g　　炙马钱子 1g（研末分 3 次以汤药冲服）

不料患者服下 2 剂后，即疼痛大减，不仅能缓慢弯腰伸直，尤其令人吃惊的是，竟能下地自行走动。

这里，所用之煎服药必早已用过，而再用的原因，更多的是作为送服马钱子的媒剂。王洪绪说："马钱子善祛深入骨骱之风寒。"而张锡纯亦力推此药，说"开通经络，透达关节之力，远胜于他药"。

可见，本案能取得神奇疗效的原因，是准确针对病机，遣用了极具特异治疗作用的马钱子，从而使该药在治疗时发挥了"刀"的作用。

单刀直入法不仅在治疗急重证时堪称"撒手锏",而且在临床有着广泛的应用机会。

案一 神昏、瘫痪

张某,女,35岁。瘫痪2个月。春节期间,闭门燃煤炭炉取暖,入睡后一氧化碳中毒而昏迷,经家人发现后急送往医院抢救。清醒后出现痴呆,木僵,肢体瘫痪,皮肤感觉丧失,二便完全失禁。在住院的2个多月时间里,用尽包括高压氧等在内的所有治疗方法,仍无半点改善。遂由家人以轮椅推来诊室求治。

来诊时患者神情痴呆,对问话、触摸全无反应,歪躺于轮椅上,测其手脚均瘫软弛废。家人述其大小便2个多月以来一直在无意识中自行溢排。面苍白少华,脉濡迟,舌体胖大,有齿印,苔白(捏开双颊勉强得见)。

诊为神昏瘫痪,辨证为痰瘀阻络,痰蒙心窍。

处以二陈汤合礞石滚痰丸加减,处方:

茯苓 20g	半夏 12g	陈皮 10g	礞石 12g
沉香 10g	黄芩 10g	炙甘草 10g	胆南星 10g
天竺黄 12g	远志 10g	安息香 10g(冲)	

水煎服,日1剂。

另用血府逐瘀片,每次4片,1日3次,与煎剂同服。

上方服完3剂,精神好转,虽仍然默然不语,但已能很好地配合做张口伸舌等动作。上方加入菖蒲10g、白芥子10g、黄芪60g,以增强逐痰醒神功能,并促进气机畅达流动。

又服6剂后三诊,患者已开始自行呼喊要排便,精神显著好转,灵活张口伸舌。为表达对疗效的满意,自行从轮椅下地来回行走百米。

前后服上方20余剂后,神清气爽,行走自如,二便控制正常,无其他不适,停药。

本例治疗是需要认真总结和研究的。首先,病情较重;第二,住院系统治疗2个月有余,未见疗效;第三,痴呆,瘫痪,二便失禁和肌肤感觉丧失,任一症均可作为主症,从而增加了辨证难度;第四,中医典籍中没有一氧化碳中毒或类似的气体中毒的系统救治记载。

显然，在临床只能调集各种思维方法，从寻找其根本病机入手。其病起于持续而较长时间吸入含毒之秽浊气体，肺气先伤。肺伤则气机由迟滞而阻闭，一方面不能输精于脑，脑失所营；另一方面不能运血以行，致瘀阻脑络。脑失充营致部分功能废用而痴呆；痰瘀阻滞脉络，脏腑失养，功能弛废，变生诸症。而瘀又因痰起，所以，治疗之根本，应紧紧抓住一个"痰"字。单刀直入法要求，一经找到病变根本所在，一定要抛开面面俱到、四平八稳的治法，投专方以直决病所。因此，直遣二陈汤与礞石滚痰丸。

二陈汤为治痰专方、治痰通剂，该方长于燥湿化痰、理气和中，而无攻伐伤正之弊，甚切本患病机。而尤其重要的是礞石滚痰丸，本方为王隐君所创。原方由大黄、黄芩各八两，礞石一两，沉香五钱组成。方用重量之大黄以推荡实积，重量之黄芩以清邪火，二药均以苦寒而逐邪。用沉香以调达气机，一方面令气畅而助痰散，另一方面导药以行达周身。

但三药都不是治痰专药，本方治痰专药仅礞石一味，而用量却仅是一两，少于大黄、黄芩二药各七两，为什么呢？因为礞石被认为禀彪悍之性，只可用于救急，气弱脾虚者，不宜久服（李时珍语）。但因其为攻痰专药，所以虽用量仅是大黄、黄芩的八分之一，仍以它为方名。礞石的攻痰之力与大剂苦寒攻邪之药配伍后，该方被用治实热、老痰所致之各种顽痰怪症，确实有着十分显著的疗效，这是尽人皆知的。

而我多年的临床体会是，此方若仅用治实热老痰，则是囿于单纯理论了。事实上，本方在临床通过药量比例的调整和药味配伍加减后，可用于凡痰之为患的各类证候。不论新感痼疾，也不论体虚体实，更不论具体症状表现。

经验证明，用之得当，均会收到奇妙效果。对于久病体弱、大便稀溏或因其他各种原因不能泻下者，可不用大黄，实践证明，仍不影响疗效发挥。因此，我似乎感到一些因痰而致的疑难病症疗效不佳，与医者将此方视为寒凉攻逐峻剂，从而畏惧使用，有一定关系。而本方同二陈汤合用后，更有寒温互调、攻和并济、标本兼顾之功。我于临床每用此二方为基础，通过药味和药量两方面的加减，治愈了大量的奇顽之疾。如本案久病体弱患者，无任何痰火之象、实热之征，而我敢于对直遣用，即说明了此点。

案二　牙咬痛

黄某，女，37岁，以牙痛、口不能张 2 年多来诊。19 岁时智齿萌出，周围牙龈红肿疼痛，口腔科以智齿冠周炎治疗好转，后又时有发作而治疗尚可控制。数年前开始持续发作，经不断用抗生素等治疗，仅稍有减轻，而肿痛从未完全消退。其间不断延请中医治疗，先后用玉女煎、清胃散、防风通圣散类方治疗，亦无效果。无奈时口腔科以智齿位置倒长，将患齿拔除。患齿拔除后，症状逐步好转，且消失了一段时间。不料后来又长出一颗新牙，导致前症复发。除中西医常规治疗外，痛甚时依靠局部封闭，使疼痛暂时缓解。在这样的过程中，症状不断加重，牙龈时常溢脓，口张开度受限不断加重，渐致口不能张，口腔科不仅因其严重慢性感染，也因其肌痉挛强直，对再度斜倒萌出之畸齿无法拔除。患者在极度痛苦时来我处求治。

患者神情委顿，面色少华，口不能张，以压舌板助开，仅能张至容下筷子之度，再稍压即疼痛难忍，而摇头拒绝。用棉签伸入，刚触到左下智齿部即疼痛不已，根本无法看到口腔情况。患者家属介绍，近几月来已完全不能进干食入口，每日只以稀粥及汤类维持，已不能发出稍大声音，只能轻微断续说话。脉迟，舌象不能查看。

这是一例辨病易而辨证难的患者。病是牙咬痛，后又继发了牙痛等疾，即西医之由智牙冠周炎继发根尖脓肿等。但为什么中西医叠治不效，且病情发展到言语、进食都严重困难的地步了呢？这除了病者素体的特殊性，如畸牙取后又长同样畸牙等情况外，医者的思维禁锢显然也是一个重要原因。辨证常规认为牙咬痛、牙痛均因热毒蕴结于真牙处。因而火热内炽，上攻真牙，血败肉腐是其主要病机，所应当采用的当然是清泄内热、败火解毒之类的治法了。而正是僵化思维下的教条化认识导致了长期治疗的失败。

我在辨证时却注意了几点：第一，患者以畏于剧痛而口完全不能开为突出主症；第二，久经苦寒清泄治疗，不仅不效，反而不断加重；第三，面色少华，神疲委顿，而无半点火热之象；第四，撬口细察时无明显之熏人口臭；第五，脉迟。据此，一可排除热毒内蕴，二符合寒性收引、寒凝痛剧的病理特征。

因此，将其病机辨为：寒凝经络，拘急收引。

处以麻黄附子细辛汤加味，处方：

麻黄 10g	炮附片 30g	北细辛 12g	地龙 10g
蜂房 10g	生地黄 30g	白附子 10g	川牛膝 10g
石膏 30g	麦冬 12g	羌活 10g	全蝎 10g（冲）

水煎服，日 1 剂。

上方服完 3 剂，口能稍张，疼痛明显减轻。原方再服 3 剂后，即能张口随意进食，语言恢复正常。患者家庭经济十分困难，自行停药。4 个月后再次来诊，云此间仅短暂小发 2 次，均较轻微，不似原来长期日夜不断之疼痛和口不能张。

这一现象再度反证了辨证的正确。患者阳气虚弱，稍受风寒，未彻底痊愈之经络即会立即收引挛急而症作，但终因自身已可动员的力量推运经气，将所受之风寒驱除，故又可自行缓解。再给原方 5 剂，以图巩固。

以上两例病患就治疗方法而论，都是采用了直决病所、单刀直入的治法。而在临床辨证时，又是因为采用了全息思维法才使单刀直入法得以采用。

所谓"全息"，是反映物体在空间存在时的整个情况的全部信息。全息思维，即通过对事物的某点信息的掌握和剖析，以获得其总体情况的一种思维方法。如临床"有一分恶寒，就有一分表证""少阳病但见一证便是"等，就是运用全息思维以把握病情的典型。

本文所举两案，案一，通过毒气伤肺这个单一致病信息，不仅清楚地认识了看似全无关联的各种症状产生的原因，同时也对虚证却遣用攻逐痰火的礞石滚痰丸提供了使用决心和勇气。案二则通过剧痛、口不能张这个信息，辨识了患者的"寒"性病理本质，因而才有了一反常规的温经逐寒治法的使用。这里，"剧痛"这一特征性信息，是将我们引入寒凝经络、拘急收引这一"全息"认识的关键。显然，两例都是通过全息思维获得正确的病机认识后，才敢于采用单刀直入治法的。

没有对单个信息的敏锐捕捉和深入认识，就不能进入全息认识的视野，而欲求进入全息视野，必须依靠随时注意采用全息思维。

人们在思考一个问题时，因为找不到问题的关键所在，常常会漫无目的地围绕着这个问题提出越来越多的问题，使一个小问题变成了大问题，使一个大问题变成了多个大问题。其实，如果采用全息思维法，集中寻找和研究最能反映问题实质的某一点信息，再由这一信息扩展开来，纵横查看，则会使该问题中众多看似无关甚或相矛盾的信息反映皆获得逻辑归属，从而深入认识到问题的整体和实质，并可随之获得解决问题的方法。

所谓"落一叶而知秋意"，是说全息认识能以最为简洁的方法把握外在世界。而所谓"一滴血而见全身"，则是说全息认识能以最为简单的办法了解人体内在变化。

可见，全息法是我们认识事物和临床诊断所常采用的一种方法。而遗憾的是，全息思维法却不是每个临床医者都会采用的。因而才有了固守教条、漫无重心、心无定见、对特征性信息视而不见等情况的发生。疑难病症病情的复杂性、现象的虚假性、症状属性的矛盾性和个体的特殊性，十分需要通过全息思维加以辨析和把握。因此，面对这类患者时，千万不要忘记了这一思维方法的采用。

七、剑指刀锋法——谈正面思考法

剑指刀锋法，是一种"针锋对麦芒"以应对问题的方式方法。它不避锋芒，并迎着锋芒将对方击溃。因而，采用此法必须具备 3 个基本条件：第一，对方必须锋芒突出，这种锋芒一般说来具有威胁性；第二，情况多较严重、急迫，而非势缓、复杂等多元并存之局面；第三，对其锋芒拥有具特异针对性的独立应对措施和方法，且这种应对，能速战速决，表现为手段单纯，用力准狠，立即见效。因此，它的基本使用要求是，医者所持之"剑"必利而坚，病证所生之象必显而危。

剑指刀锋法的上述特点，与临床救治急危险证时的基本要求完全一致，因而是临床经常采用的一种治疗方法。只是人们在实际运用时并没有做出如此理性的思考。将它作为一种治法，不仅能使医者在临床应对急危险证时，立即想到它，从而主动地、积极地加以应用，还在于它在临床运用中既包含各类急救治法，其范围却又宽泛得多。

20 世纪 60 年代后期，某人在劳动时，因伤处疼痛，自以一枝蒿研末用酒服。患者并无剂量概念，服下 1 小时后呼叫口麻、手足麻，随即呕吐不止，旁人以淘米水灌喂无效。患者继而出现冷汗、心慌、烦躁。急请我赶到现场，患者已出现语言障碍，神志恍惚，肌肤冰凉，脉微欲绝。

当时的边远乡镇根本没有任何抢救条件，无他法可施。急以猪油（酒厂旁是屠宰场，能随时找到）一块，加生姜、红糖、芫荽（香菜）浓煎，分次灌下。当服下 3 次，约 2 小时后情况开始好转，呕停汗止，再服数次后患者神情安静而入睡。数小时醒来后，除口舌微麻、倦怠至极外，已无特殊不适，调养而愈。

此方为我在一本已记不清的书上所见，据云其专治乌头类药物中毒。临床上对服乌头后麻木较甚、有呕吐等轻度中毒症状者，我曾嘱其煎服，效果不错。由此我确定其对乌头中毒有特异解毒作用。一枝蒿乃乌头类药，急忙中想到此方，果用之立效。

剑指刀锋法在临床使用的价值当然远不止于上述患者的急救，它易被忽略，同时也是较难掌握的，是在疑难病症辨治时使用的。

早年我在大渡河边一小镇医院工作，那里肺源性心脏病患者极多，每年冬天都会有一些人因此病去世。而有一慢性咳喘患者，发时就治，平日停药，如此已多年。是年某患者冬日咳喘不已，未能控制，渐至心下阻塞难耐，脚浮肿，腹胀满，胸部 X 线摄影示右心室增大。经治无效，转诊于我。

见其喘憋不已，嘴唇发绀，面色晦暗瘀黑，脉紧沉而细，舌瘀暗水滑。我暗度其原病系伏饮久停，此发又屡治无效，前医止咳平喘、化瘀宣肺、降气潜纳法均已采用。不效之因，在于诸多治法都偏离了饮聚于膈、阻滞营运、迫肺攻心之病机。

病情虽险重，威胁生命的环节虽不止一端，而其"锋"在一个"饮"字上，治法只能逐泄饮邪，专攻留饮。乃用木防己汤原方：

防己 20g　　　　石膏 30g　　　　桂枝 15g　　　　人参 15g

浓煎分 3 次服用。

次日喘憋之势大减，余症均明显减轻。又服上方 2 剂，病势趋于平稳后，改用小青龙汤合真武汤加减而完全脱离险境。

剑指刀锋法的临床应用范围是十分广泛的。举凡某症、某因作为突出表现或主要矛盾，并造成生命威胁或恶劣状况时，都应当首选此法加以应对。

案一　悬饮

童某，男，55 岁。右胁掣痛半月。半月前寒战高热，右侧胁痛，西医诊为"肺结核、渗出性胸膜炎"，经治疗热退，而胁痛不仅不减，反倒加重。胸部摄X线片，见右侧胸腔积液达第4肋间隙。乃转诊于余。患者右侧胸胁痛如针刺，固定不移，身体不能转侧，转则牵痛不已，疼痛每随呼吸和咳嗽加重。纳谷不香，大便稀溏。

患者形体消瘦，面色晦暗黧黑，气息急促，四肢欠温，脉沉紧，舌苔白滑。

诊为悬饮，处方：

芫花 6g　　茯苓 20g　　白芥子 10g　　牵牛子 15g

桂枝 12g　　白术 20g　　大枣 20g

加醋 60mL、水 300mL，同熬 1 小时，后入余药同熬，熬成后早、中、晚分 3 次服用。

上方服完 1 剂，大便泻下水样物，诸症随即减轻。原方再服 2 剂，疼痛递减，知饥索食，呼吸平稳，可小幅度动侧身躯，已能忍受轻声咳嗽。

患者因此而精神及情绪均转好。芫花减量为 3g，煎法同前。余药改为白参 10g，桂枝 10g，炒白术 12g，山药 30g，茯苓 15g，大枣 20g，薏苡仁 30g，共服 10 剂，疼痛全止，身转灵活，已能随意咳嗽和深呼吸，面色晦暗度大减，胸片复查，渗出液消失。

积留支饮甚于胁下，仲景本有十枣汤成法可用，避而不用的原因在于，方中甘遂性味苦寒，大戟性味辛寒，患者不仅体弱，且虚寒证象明显，遣用寒凉，肆意攻逐，恐生不测。而饮邪锋强势劲，必须迎锋对击，方可将其挫溃。任何他法治疗，都是徒劳的。

而极可迎锋以对的方却又不能使用，怎么办呢？这时我想起了吴鞠通的一段条文，他在《温病条辨》下焦篇第 41 条中写道："伏暑、湿温胁痛，或咳，或不咳，无寒，但潮热，或竟寒热如疟状，不可误认柴胡证，香附旋覆花汤主之；久不解者，间用控涎丹。"这是吴鞠通对悬饮轻证和中度病情所出的两张处方。

轻证须避十枣之峻，而遣香附、旋覆花，通肝络而逐胁下之饮，杏仁、苏子，降肺气而化饮，广皮（陈皮）、半夏，直消痰饮，茯苓、薏苡仁，实土而治水饮，从而，形成了一张逐散饮邪且不伤正气的汤方。而纵然对于耽延时日、误治、失治之水无出路，饮邪久停，病情已经发展的悬饮患者，也还不轻易投用十枣汤，而用陈无择的控涎丹。可见对于十枣汤这样的攻逐峻剂，古代医家在临床应用时，还是十分审慎的。

本例患者，饮邪作祟，邪势肆虐，不逐饮邪，绝难挫邪势，而药力过猛，又恐难以保证留人以治。治疗之法，只能效法吴鞠通，退而求缓。但吴氏所荐控涎丹之大戟、甘遂恰是性寒峻剂，用于此例患者仍有同于十枣汤之弊端。

于是，我把目光转到了芫花一药上。该药性温，《本草纲目》说它能治"水饮痰澼，胁下痛"。它功同甘遂、大戟，却避免了二药之寒，且自身又以泻胸胁之水饮积聚见长，正好能担此大任。而仍恐峻烈，为防其毒副反应，用醋同煎，以策安全。

痰饮总的治疗原则是"当以温药和之"，故用苓桂术甘汤，方中甘草为芫花所禁，故去之，加白芥子、牵牛子以助攻逐，加大枣以护正而调和药性。当饮邪锋芒挫败后，立即减芫花量，并以扶正药配之。这是一个变通而不失治则、攻逐而不囿成方的治疗方法。而所体现的，正是急证治疗时经常采用的剑指刀锋法。

案二 伏气温病，高热惊厥

袁某，男，42岁。盛夏于山溪水中游泳浸泡后，当晚出现头身疼痛，发热咳嗽，输液3日，病情不能控制。于病后第3日下午出现超高热，体温41.2℃，昏迷，四肢抽搐，急邀我诊治。

患者体若燔炭，神志昏迷，面红目赤，阵阵抽搐，唇焦齿燥，口出秽气熏人。问其家属得知，只在病之当日大便1次，现已4天未排，尿少而短赤。舌质红绛干燥，苔黑而起芒刺。脉疾而洪大。

病为伏气温病，证属气营两燔，化燥生风，热毒攻心，扰乱神明。

当此之时，不以剑指刀锋之法迎击热毒之邪，直挫热毒之势，其他治法不仅如隔靴搔痒，无济于事，更恐有正不胜邪、正溃邪厥而威胁生命之虞。急拟：

生石膏80g	寒水石30g	犀角6g（锉末冲服）	生地黄50g
知母15g	黄芩15g	黄连15g	栀子12g
大黄10g	芒硝10g（冲服）	大青叶20g	野菊花30g
白芍30g	甘草10g		

1剂，令急煎，不分昼夜，撬开牙关灌喂，务于次日复诊前服完。

次日晨家属来告,云上方服下2次后热势减退,继而下黑硬大便数块,并相继排大量黑稀便3次,体温随之退至正常,抽搐停止,神志恢复,索要水喝。家人以米汤半碗喂下后,已静卧多时。我立即赶至病床视之,患者倦怠至极,不愿多语,但对答正常,气息平静。唇舌焦燥及舌绛程度均大减,脉数但洪疾之势已大缓。邪势已挫,改用竹叶石膏汤加味调治数日而愈。

本患系伏气温病。伏气温病是温病中的一类特殊病证。它由冬日不寒,仍行秋令,致精气内不蛰藏,秋令之燥气侵犯人体,暗耗真阴,亏耗精气,至春甲木旺盛之时,癸水衰枯,无以发生滋润之本,被温热之邪触诱而发。因而《黄帝内经》将其发病学原理归结为"冬伤于寒,春必温病"。

伏气温病的病机决定了其发病即内热较甚,有显著的化燥灼阴的症状特点,也决定了其治疗原则是清热透邪与顾精护阴并重。因而其临床表现不同于普通温病由卫而气、渐犯营血的发展规律,其热不止于温邪初入、正邪纷争之热,它的伤阴也不是发病过程中的逐步亏耗,故对其治疗,也不能按在卫可汗、到气才清、入营用透、入血凉散的治疗原则,而必须与其高热毒甚之"锋"正面对决,直挫邪势。

患者发病的头年冬暖,冬季之主气——寒气缺位,这种应有而不有的造化之气失常,导致气血纷扰,暗耗真阴,在盛夏贪凉久浴后,邪闭肌肤,未得宣发,由外感之邪引动伏邪而发病。又由于治不得法,病邪化毒生风,弥漫成燎原之势,内陷致攻心之危,从而导致了威胁生命的险象环生。

本证治疗的关键在于挫败热毒。而挫毒之法,一在清毒,二在泻毒,三在解毒。当此危急之时,不可分投递进,只可同时遣用,以利"总攻"。因此,用白虎汤以清毒,用承气汤以泻毒,用黄连解毒汤以解毒。而仍恐力难胜邪,因此加用犀角、寒水石、野菊花等。其中犀角乃清心凉血、泻火败毒之专药。20世纪70年代尚未禁用,真品随处可得,在方中起了重要作用。本品现已难觅,临床以水牛角代,疗效虽远不如犀角,而10倍于犀角用量时,还是有效的。

20世纪80年代以前,边远地区的乡镇卫生院一方面设备简陋,西医技术薄弱,另一方面交通闭塞,即使病情再急再重也无法外转。因此,类似本例患者的危重证候,依赖纯中医手段救治而痊愈者,几乎每日都有。这与当今城市医院只在西医诸多治法无效时,由西医转"请"中医治疗的狭小范围相比,那简直是中医救治急危重症的广阔天地。而在这个天地中历练出的剑指刀锋法,至今仍堪称救治急危证不可取代的独特治法。

剑指刀锋法及上两例病案的治疗，体现了思维学里的正面思考法。

所谓正面思考法，是相对于负面思考法而提出的。采用负面思考法的人看问题总是消极的、畏难的和无所作为的。他们总是无限放大问题的负面，或只看到问题的负面。因而常被阴影蒙蔽眼睛，看不到事物有多种解决问题的方式方法，从而阻碍事情的解决。

在急危重证的临证处置时，这是一种极为有害却又普遍存在的不良思考方法。例如，大量临床中医师，一遇急性病患者，根本不去接手，立即推找西医。这里他们想到的是西医有打针输液、输氧、输血等急救手段，而这些中医却没有。他们压根儿就没有想过，急性患者中有大量是完全可以不用这些方法而一药则愈的，中医几千年的临床史无可辩驳地证明了这点。更何况很多方法西医能用，中医同样能用。从这个意义上讲，中医与急救渐行渐远，急诊阵地渐趋萎缩，与中医界普遍存在的负面思考法是有着密切关系的。

负面思考法，不是在分析问题时，科学客观地评判其利弊，准确地认识问题的负面，而是只看到或只强调问题的负面。例如，同为半杯水，持正面思考法的人会说，好，还有半杯；而持负面思考法的人则会说，哎呀，只有半杯水。在临证时，持负面思考法的人，看不见疾病表现的有利于救治的一些信息、传递的能够得以挽救的一些信号，因而推诿、放弃。因此，可以说在解决问题的时候，偏重负面思考有时会带来比事情本身不利成分更大的不良影响。

与负面思考法完全相反的是正面思考法。它是一种积极的，无畏的和有所作为的思考方法。在对待问题的时候，它让我们能够考虑到这件事情的有利因素的一面，帮助我们抵挡住那些困扰因素，发现给予我们信心和激励我们勇气的因素，从而使我们能积极地去解决这个问题。

正面思考要求我们以独特的思维来看待事物，帮助我们把注意力从坏事转向好事，从而改变自己认识问题的态度和解决问题的方式方法。

如本文所列之案一，明确为结核病，而中医缺乏抗结核有效之药，不能不说治疗之难；病程半月，形体消瘦，肢冷纳呆，不能不说病情之重；呼吸急迫，剧痛难忍，不能不说病情之急。

而当我们采用正面思考法深入研究这个患者时，会发现其急、难、重的所有病情，都是由饮邪导致。而治饮之法，仲景论之甚详，临床用之辄效，只要针锋相对，击溃饮邪，直捣病所，必可逆转全局，看似既疑又重且急的诸多病情，都可因此而荡除。临床治疗的结果，证明了此点。

案二热毒狂虐之势，席卷三焦，内攻心神，呈无法遏止之催亡夺命之状。而只要采用正面思考法则可看到，热毒狂虐之锋芒已毕露，而锋芒突出、病情急迫之证，正好符合剑指刀锋治法之适用范围，只要采用"总攻"手法，定可将病邪击溃。正确的思维给出了正确的治法，使如此危急之病证，竟仅服药1剂即险象顿除。

由此可见，正面思考法是给予我们信心、勇气和智慧的一种极有应用意义的思考法。因而，我们必须坚持自己有意识的训练，以确立它在头脑中的地位。

正面思考和负面思考是两种截然不同的方法，产生的效果当然是完全不同的。而它们只是看问题的角度不同，并没有改变事情的本身。同一件事情，用正面思考的方法能够使你自信、乐观和拥有解决问题的高效率，而负面思考法则正好相反。

而正因为作为思维方法，它不能改变事情的本身，因此，我们在强调正面思考法的重要作用时，决不意味着对综合分析、利弊评判等方法的放弃。而所强调的，仅是正面思考法作为一种认识问题、分析问题和解决问题的态度和方法，在很多时候，有着其自身的特殊作用罢了。

第三章　疑证辨治研究

八、以药测病法——谈模糊思维

疑难病症的特点，决定了临证时对其选方用药的难以确定性。这是因为面对每个疑难病患复杂的病情时，我们对其病机特点极难做到精确把握，因而对其治疗也就会存在若干选择。这些选择可能是对同一治则不同方药的权衡，也可能是对不同治则、乃至作用完全相反的治疗方药的遣用。

而不管是哪种情况，此时的医者对病情的认识都一定是模糊的。因而试探性治法对于疑难病症是一种极为常用的治法。它通过对初用方药后的效应观察，对病症进行反推判断，达到以药测病的目的。这种用法早在《黄帝内经》里即有记载。如《素问·至真要大论》中即明确提出："奇之不去则偶之，是谓重方。偶之不去则反佐以取之。所谓寒热温凉，反从其病也。"这种甲法不效时用乙法、乙法不效时改用丙法的遣方用药法，体现了古代医家对这种"测试"用药法的具体实践。

《伤寒论》的条文，可以说每一个字都担负着重要的信息传递使命，先贤曾以"字字珠玑"赞之。而本书在遣方227次中，以"主之"做结者仅131次，方前冠"宜"字者55次，提"与""与之""先与""更与""却与""复与""今与"等字者41次。同样开出的处方，为何有这么多不同提法？这反映了仲景面临该证、对所出之方疗效的期望值度。"主之"表明是最切病情的首选方；"宜"即非最理想而可以使用；"与"则无恰当方，或对病机尚未精确把握，试着应用。可见，仲景也是极善于使用以药测病法的。

既然是"测"，就不同于针锋相对、单刀直入的一类治法，而需掌握好以下几点：①用药不能孟浪，只可对拟"测"的目标轻药以试。②兼顾左右，既然目标尚未确定，必难排除其他，因此不可只管尚处于假定地位的目标，而不顾其他。③"测"还不能与"治"同等对待，它需要的是尽快获取药后的信息反馈，借以确定治法，因而，对药后的临床观察有着更为严格的要求。

这种要求反映在临床上是多方面的。而有一类患者是特别需要一提的。那就是疑难病患者多为久治不效者，他们可能已遍尝诸方，有的患者会明确提出，凡方中有某药，服后必发生某种"副反应"（不良反应），要求不要使用。而细研病情又不能不用该药，此时应该想到，久治不效的原因，或许就是因为前医被误导，禁锢了思维，遮蔽了眼目，不敢使用该药，以致使简单疾病变成了"疑难"。

这时，可以从配伍到剂量进行巧妙调整，加入少量该药以做测试，在无反应的情况下，再加量，直至放胆大量使用。事实证明，很多时候，药后并无患者所说的严重反应发生。所谓的"副反应"，有时仅仅是一种"偶遇"，被患者敏感地将之作为了深刻记忆。而不曾想到的是，这种记忆，竟成了用药禁区，从而使一药可愈的病成为疑难。

如一中年女性，昼夜汗出不止、恶风已多年，久服中药不效。自云凡药中有附片，服后必燥热难受，因此医生从不敢用附片。而观其脉舌，并无阴伤或热象，于是遣用桂枝加附子汤合莲枣麦豆汤。方中附子仅用6g，并加重芍药和甘草用量，服药4剂，不仅无不适，且汗出、恶风均减，原方炮附片加至20g，这例病情单纯、病机明确，但却因惧用附片导致多年久治不效的患者，仅服数剂而安。

当然，以药测病法的主要应用并不在此。兹举两例。

案一　郁证

戴某，男，38岁，低头沉默、悄然不语2年多。3年前扁桃体反复发炎，高热，每2个月必发一次，并继发"肾炎"，无奈只好行扁桃体摘除术。而术后咽痛高热仍不时发生。先后在北京多所著名医院住院，并坚持看专家门诊，终未控制复发。由于长期犯病就医而疗效欠佳，使患者情绪低落，并逐渐发展至不与任何人说话，终日低头默坐不语，抵制就医。如此不能工作，半卧半坐蜗居家中已经一年余。因其父于我处治疗效果满意，遂苦心将其护送来川医治。

入诊室时见其身躯硕大而行动迟缓，举步与下坐困难如耄耋老翁。问诊时不愿答话，经耐心细问，方知长期项背疼痛，昼夜难眠，手足心持续发热，欲贴近冷物。心中阵阵烦躁，常致情绪难以控制。而了解上述病情是在患者缓慢、断续回答的同时，由其父母不断补充方才获得的。由于患者说话吃力，采集上述病史，竟然花了20多分钟，且语音低微。整个问诊过程患者从未抬头。诊其脉平，舌苔黄。

本病辨治之难在于以下6点：

首先是历经多所著名医院住院和长期专家门诊，为何不仅不愈，反而发展至现在这种状况？第二是反复咽痛、发热所标示的特殊素体；第三是患者有慢性肾炎病史；第四是严重失眠；第五是沉默不语与手足心持续发热、阵发性心烦易怒两组互相矛盾之症状并见；第六是不明原因的长期项背疼痛。

如何从这6点中寻找辨证着眼点和遣方用药法呢？这里，首先需要摆脱常规套法，因为在长时间良好医疗条件的就诊过程中，常法必已遍用。而除此之外，其着眼点仍有多种选择：一是着重失眠，打破其恶性病理循环；二是清热解毒，以拔其导致长期反复发热、心烦易怒的邪热病根；三是据其体胖身重、沉默不语、病程绵长，从痰论治。

而我思之再三，仍总觉均难以统揽，乃据现证由原病久治不愈逐步发展而来，符合病以致郁、郁以致病的病情发展情况；郁病见症特多，表现复杂，每多有互相矛盾的症状同见，本患者也较符合；脉舌无大异，说明病犯脏腑不深，拟诊为郁证。

而对患者复杂的情况，不敢猛投，其抵触就医的情绪又不容稍有闪失。因此，选择较平和的逍遥散以求一试。患者服3剂后无不适，父母察其烦躁似有减轻。因此我放胆投放长期形成的经验方——救肝开郁汤加味。

处方：

白芍 80g	柴胡 12g	当归 12g	白术 12g
凌霄花 15g	绿萼梅 15g	玫瑰花 15g	建曲 20g
甘草 10g	茯苓 15g	葛根 30g	天竺黄 10g

水煎服，日1剂。

上方服完6剂，患者情绪平定，仍失眠。加用黄连温胆汤，即上方加黄连12g、竹茹12g、茯苓15g、半夏30g。

上方服完 7 剂，患者不由父母陪护，自行来诊，谈笑风生，与前判若两人。手足心热、失眠、项背痛等长期折磨着患者的症状竟然完全消失，舌之黄苔退尽。患者带上方 5 剂返京，恢复正常上班。1 年后患者出差来川，特来告知，至今一切良好，连原来常发生的咽痛发热也未再发。

郁证范围很宽，凡人体气机郁滞、脏腑失和、气血经络失于通达条畅，皆可形成郁证。当今社会，节奏较快，竞争激烈，常致七情交战于中，五志失调于内，久之形成郁证。西医之神经症、癔症、更年期综合征、抑郁症等俱属此证。

古代医家有"百病皆生于气""气血冲和，万病不生，一有怫郁，诸病生焉"的说法，又说明郁证涉及面广，症状表现复杂。临床实践表明，郁证除表现为通常认为的精神抑郁、情绪低落、胸闷胁痛、嗳气频频、不思饮食、咽中梗塞、叹息呵欠等之外，更多地表现为严重失眠，或某部位的长期疼痛、某部位的长期灼热，或精神恍惚，或心烦急躁，口苦头眩，或消沉垂头，万念俱灰，缄默不语，或自认将死，急切求治，或全无信心，拒绝就医。总之，表现纷繁，表、里、寒、热、虚、实常难甄分。

郁是滞而不通之义，而其不通未有不关乎肝气调达失常、失于疏泄，并由此造成肝气横逆、乘脾犯胃，或肝失濡养而肝气逆乱。因此，治郁之法，不离乎肝。虽然如此，而验之临床，常遍用疏肝解郁之方，疗效均不理想。为了改变这种理论明确，但缺乏有效方药的情况，我遍寻文献，潜心探析，精选药味，并摸索每味药的最佳用量，验证临床，历经多年增损修订，确立了救肝开郁汤。

救肝开郁汤方：

白芍 80g	当归 10g	柴胡 12g	白术 12g
凌霄花 15g	绿萼梅 15g	玫瑰花 15g	建曲 30g
炙甘草 10g	茯苓 15g		

该方以白芍为君。此药可升可降，能泻能散，能补能攻，利肝气，平肝木，而又大补肝中之血。其独具的调肝作用，能使有余之肝气得泻，不足之肝气得补，使之归于平衡。从而使肝郁得解，脾胃自舒，诸经获畅。但此药一须重用，常用到 60～100g；二须生用。用当归、茯苓、白术培土生血，柴胡疏解，甘草和中，建曲开郁消痰，三花疏肝调气。其中凌霄花为血中之气药，直

入肝经气分，尤长祛血瘀、血热，临床可视病情加以重用。

实践证明，本方对于郁证，不管临床表现如何，只要具有前面所讲的郁证特征，用之均效。不仅如此，由于该方诸药功性清灵平和，无戕害攻伐之虞，因而可以较长时间地服用。

案二 顽固性头痛

倪某，女，43 岁。双侧太阳穴疼痛 2 年余，初时不甚，渐渐加重，疼痛时轻时重，严重时可出现呕吐，须注射强力镇痛药方可逐步缓解。同时伴见头昏、失眠，每晚均需服安定等药物方能入睡。

患者系三甲综合医院医务人员，遍行各种治疗，终不见效。半年前患蛛网膜下腔出血，经治痊愈；2 年前因子宫肌瘤出血严重，子宫已被全切。脉细，舌正常。

本案有如下特点：

（1）持续性头痛，阵发性加重数年，病程绵长，疼痛程度严重。

（2）患病过程中又曾有 2 次手术史。

（3）有严重失眠、头昏。

（4）久治无效。

本例辨治之疑难在于：①头痛与失眠这对并见的症状谁为原发，谁为继发？因为这直接决定着治疗的方向与重心。②患病过程中曾有过 2 次手术史，与病症有无直接联系？③究系虚证头痛还是实证头痛？病程虽支持内伤虚证，但疼痛剧烈至呕吐则似属寒凝客阻，脉络挛急。④患者强烈要求急速止住头痛，而用祛寒通络镇痛药恐愈伤其正，用固正培基法又恐缓难济急。

仔细研究，患者系医务人员，长期从事脑力劳动。患病之初，症状轻微，常被忽视，久之每以止痛片类药物暂止，再久之以安定等安眠镇静药加止痛药对付，至严重难耐时注射麻醉镇痛药。这一过程可能正是从心脾不足，到心脾亏损、气血渐耗的疾病发展过程。失眠和中途 2 次手术又加重了病情的发展。

根据以上辨析，拟将其辨证为心脾亏虚、气血暗耗、精不上承、脑失充养，风寒乘袭。此时若急于止头部剧痛，采用祛寒通络治法，可能更伤其正，从而加重病情。

分析过去历经 2 年的治疗不仅不效，反而病情日甚，一定程度上前医们极有可能就是采用的这种治法。但采用调补以治的治法，能否担起立止其疼痛的重任呢？

这时，我想起了仲景治腹中急痛，用小建中汤温中健脾、调补气血的治法。我临床每以此方加黄芪治疗虚寒腹痛，疗效极佳。这种治法既能使腹痛快速得止，必也能使头痛快速得止。而终觉不能丝丝入扣，乃以归脾汤轻剂暂投3剂。不料药后头痛时伴发的呕吐得止，疼痛也似有减轻。说明方已对证，乃放胆加重药量，处以下方：

黄芪 30g	炒白术 12g	人参 10g	当归 10g
炙甘草 10g	茯神 20g	炒枣仁 30g	龙眼肉 15g
柴胡 10g	川芎 20g	刺蒺藜 12g	生姜 10g
菊花 12g	钩藤 30g	大枣 20g	

水煎服，日1剂。

服完8剂，头痛已减八成，睡眠好转，每晚能睡着六七个小时，头昏亦减。再服6剂，头痛等症状消失，自觉神清气爽，续方5剂，巩固疗效。停药至今4年，未再复发。

类似本例头痛患者的重症头痛和大量腹痛患者，我将其病因病机总归于"不荣则痛"。临床中这类患者并不少见。

忆早年我在农村基层医院工作时，于寒冬深夜每有农民送小孩来诊。患儿常抱腹狂叫，滚地不止。西医注射阿托品、苯巴比妥类药仍不能止，无奈，只好请我一试。我用荜茇、砂仁、吴茱萸各2~3g，杵捣为粗末，热开水送下，稍大儿童于开水中加入白酒三分之一以速其效。

绝大多数患儿服下不久疼痛即止，少数再不止者，用生附片30g、肉桂10g、吴茱萸10g，捣为粗末，用食盐300g左右，同炒至烫手时，以布包好，滚熨腹部。经此处理，效果几乎立竿见影。以致后来所有类似患儿，西医在打针治疗的同时，都急请我用药。痛止后再用大量温补药调治，以杜其根。

而今日与昔年相比，病机相同，病因已有异。昔年是营养严重不足，营卫气血长期亏虚，一遇寒邪侵袭，脉络挛急疼痛即发，故疼痛多剧烈急作。而今日却多是脑力劳动者，或奔波于生活，或竞争于职场，心脾先伤，气血暗耗，久损而渐作，故其病多呈慢性发作，逐渐加重。因而，其治法两者也有显著不同。

昔年患者虽虚损至极，而寒邪收引、脉络挛急之剧痛，不以大剂温热药直接对抗，以速缓挛急而立即止痛，患者根本无法服用其他药。只是需要 1 剂，痛止即转用大剂温补药。因为病由虚损，而祛寒刚燥之剂，有耗伤正气之弊，故属急救和权宜治法。

而当今之虚损由暗耗渐生，疼痛虽甚，也不致呈突起性难忍之剧烈，故不可用欲止其痛而不顾伤正之治法。本例通过测试性治疗，证明"荣"其脉也可缓其痛，从而说明以上两法都是治疗不荣之痛的有效方法。

一个"测"字，即说明医者对疾病的认识的模糊性。以上两例病案初诊时对疾病的判断都远不属于精确，所以用药是"试着看"的。而通过这种"试"，很快确定了准确的治疗方法，并收到了完美的效果。这期间，模糊思维法起到了至关重要的作用。事实上，中医临证时都在自觉或不自觉地使用着模糊思维法，只不过运用归运用，而对其普遍缺乏系统的理论认识，因而严重地影响了其运用水平的发挥和运用空间的拓展。

由于疾病是一个极为复杂的大系统，而任何复杂的东西，几乎都是难以精确化的。当面对疑难病症、复杂的病情时，医者对其做出精确性认识的能力将相应下降。而当精确性和复杂性达到一定程度时，二者将相互排斥。

因而，在临床辨证过程中，运用模糊思维法必不可少，精确思维亦无法取代。而模糊思维与思维的模糊性是紧密相连的。所谓模糊性，就是人们认识中关于对象类属边界的不确定性。这对临床中医师来说，就是对疾病病机本质属性认识的不确定性。因此，对于临床中大量不确定性的患者，只能采用模糊思维来解决问题。这不但在疑难病诊治时如此，即使在常见病辨治时，也常常是如此。

曾治一咳嗽不止患者，咳嗽少痰，昼夜不止而夜间更甚，咽痒痛，咳时牵扯胸胁疼痛，汗出头疼，微恶风寒而时又烦热。如此已近 1 个月。曾输抗生素及抗病毒药 10 日，并服止咳西药，只感轻微减轻，乃转诊中医治疗。

患者先后服小柴胡汤、桂枝加朴杏汤、止嗽散、桑菊饮等加味治疗均不效，其中一医方中竟加用了罂粟壳 10g，服后咳仍未能得止。来诊时细阅病历，见其胸部摄片仅见双肺纹理增粗，脉数，舌少苔，乃处以黛蛤散、泻白散合抗敏汤，原以为 1 剂必克，不料，服完 3 剂，患者二次来诊，并未见预期效果。患者十分焦虑，就诊时亦咳嗽一次，直咳至颜面涨红。

此案咳嗽很难做出类属确定,我默然思考很久,突有所悟:时值霜降主令期,秋分到立冬乃燥金主令,而霜降正是秋分后第 3 个节令。患者病逾 1 个月,发病于秋分之后,其证应该是感受燥热之邪,肺失清润,气机不利,失于宣达。之前所有治疗,恰恰都忽视了节气之令这个关键。于是投以清燥救肺汤,果然服药当晚咳嗽即见减轻,服药 5 剂,痊愈。

模糊思维的流畅性,主要表现为逻辑推理的跳跃性——既遵循一定的逻辑顺序,又不拘于逻辑顺序。如果某方面信息量很丰富,而其他方面却很缺乏,造成逻辑推演出现缺环,使精确的逻辑思维受阻,而这时的模糊思维却不被中断,因为它可借助想象、假说来弥补,使逻辑推演链条越过缺环。这种具备一定逻辑特征,又缺乏严格逻辑的思维方式所提供的认识图像,当然是模糊的,但却能在总体平衡、综合基础上,起到迅速识别和直接理解对象的作用。

如一位 60 多岁的老太太,患肝脓肿(不完全液化),发热不退,自汗出,纳呆至不想吃任何东西,在综合医院住院治疗全无效果,转诊于我处。肝脓肿发热可以理解,而为什么局部不痛不胀,却以汗出和纳呆为突出主症呢?

若以环环相扣的病理推论似乎难以解释,但一个邪热之毒蕴结不散的总体图像却是不难看出的。而因病程较久,发热、汗多、纳呆三大主症将患者折磨至神疲倦极、难以支撑的程度。

急则治其标,宜先清热生津、益气和胃、固表敛汗,待病势稍减、正气稍固后,再以大队清热解毒药荡涤邪浊。乃先用竹叶石膏汤合牡蛎散,服药 5 剂,汗止纳增,精神好转。改用五味消毒饮加草红藤、败酱草、浙贝母等,服完 12 剂后复诊,临床症状消失,彩超复查,肝脓肿完全消失。

模糊思维是人脑独一无二的功能。它能够利用既往经验和知识,不断修正和调整自己的认识,使其比较接近被认识事物的模糊近似值。因而在临床不仅模糊思维不可取代,有时还可远远早于精确思维发现问题。

如一友人久不见面,突然相遇,寒暄时发现其面色萎黄,晦暗少华。我惊问其故,他说近日多事不顺心,且于前两日腹泻,并无大碍。而我却仍催促其立即做相关检查,并回家与妻说,某某必患大病。几天后检查报告出来,疑为急性淋巴瘤,需做各类相关检查,以便确定。

像这样据模糊值进行判断,并运用模糊思维加以处理的情况在临床是常用的。如一个大便泻下的患者，单就肠道疾病而言，就有类霍乱、食伤、久泻、大瘕泄、小肠瘅、肠郁、脾痿、暴痢、疫毒痢、休息痢、噤口痢、奇恒痢等十多种疾病可以导致。

而在临床，除了其症状表现、全身情况、病因、病史、病程等以外，大便次数、大便含水量、有无夹杂物、通滞情况等大便本身的不同情况，是诊断的最基本、最重要的依据。而提供这些依据的最终都只能是一个模糊的近似值，因为临床很难对它们一一精确统计，但我们却可根据这个模糊值，再结合前面所列举的大便以外的其他情况，迅速作出诊断。

模糊思维还可以把一些题目做归类，并利用题内先前解决某一问题的经验方法或已获得的成果，对该题目范围内的其他问题加以解决。比如高脂血症、高黏滞综合征，这在中医传统病证名目中并无列载，而我们却可从已知这是血液成分发生的病态改变，将之归类为血瘀证或痰瘀交阻证，从而不论其血液属浓、黏、凝聚等任何不同程度的病理改变，均采用治瘀血证或治痰瘀交阻证的方法加以治疗。虽然高脂血症及高黏滞综合征与痰瘀证相比较，只能是一个模糊相似图，而医者却可根据此图对证属于痰瘀类属的二症用活血化瘀或消痰化浊法加以有效治疗。

这一方法在方剂运用时也有卓效。如痈疡之治，方书中所出之方多针对外痈，对于内痈，仅有针对肺痈、肠痈等远远不够临床使用的寥寥 3 方。针对肝痈、肾痈等内痈，竟完全没有一首专方。怎么办呢？

我们在临床可利用某方之功效专长，移用以治。如一例被前医误诊为晚期肝癌、"恶病质"出现、坚决被拒绝治疗的患者，已奄奄一息，等待死亡。我经过仔细观察，确诊其为重症肝痈后，选用仙方活命饮加味以治，这位患者竟奇迹般地被挽回了生命。

仙方活命饮虽在《医宗金鉴》里被称为"疮疡之圣药，外科之首方"，但有方书嘱咐溃脓之后，不可服用。而上案早已大量溃脓，为什么还敢违"禁"遣用呢？一方面固然是因为它清热解毒、活血消肿的功用对疮疡的根本病机极具针对作用；另一方面，就是受屡用它治疗各类痈疡均收良效的思维启迪。而这种思维，虽然属模糊思维，它所提供的认识图像，自然是一种模糊图像。然而，这决不影响它在临床发挥自己的独特作用。

九、拨转枢机法——谈立体思维

枢，本义为门上的转轴。枢机，本义为封建王朝时代重要的职位或机构。中医的人文性及其表述方式很自然地借用了这个词，用以对病邪外出或内入的关键、病情轻重变化之接点、纷繁复杂症状背后的病机焦点等进行形象地比喻和简洁地概括。正如"心者，君主之官，神明出焉；肺者，相傅之官，制节出焉……"一样，在论述生理病理和指导治疗时，均因其具有了形象鲜明的特点而发挥着准确具体的指导作用。

"枢机"说运用之典型，莫过于历代医家对《伤寒论》少阳篇之研究了。太阳主一身之表，为卫外之藩篱，而外邪入侵，无不破其藩篱，犯侵腠理。腠理为少阳所主，这时便属于"枢机"的地位。它可因正邪之势、体质之差和治疗之异而或以"枢机"的转利祛邪外出，或以"枢机"不利而使邪气内入阳明，乃至直陷三阴。

这时，治疗便有了"固护少阳枢机""疏利枢机""转运枢机"等一系列治法的运用。于是，古代医家将少阳病的主方小柴胡汤的根本作用，侧重归纳为一点，即"小柴胡汤是治邪气出入于营卫"。这不仅区别于"桂枝汤是治邪气侵犯于营卫"的作用点，更重要的是，强调了少阳病之"枢机"位置和小柴胡汤是针对邪气"出入"的这个治疗基点的。

这一研究成果具有极强的示范意义和启迪作用。

多年来，在治疗疑难病症时，我将"枢机"特殊的病位病性概念的外延加以扩大，对一些久治不效，而以某单纯症状为突出表现者，精心分析病机，准确选用方药，以拨转其"枢机"，常一治即愈。

如一吴姓患者，早年头部受伤，致肢体不利，语言謇涩，多年来不断辗转于数所医院长期住院治疗，上症减轻。而数月前开始大便失禁，不论干稀，排出时全然不知，以致有时行走于外时裤裆内遗满大便，十分痛苦。

患者当时尚住某院，主管医生万般无奈介绍其来我处服中药。我仅处以血府逐瘀汤加味，服后大便即自知，再服后完全能正常控制。本患者以后多年常来我处治疗各种病症，而大便自遗从未再发。

对于一些病情极为沉重、表现极为复杂、症状属性极为矛盾的患者，找准

"枢机"，进行调拨，也常能收到意想不到的效果。

如一个 2 岁多的小孩，颜面发热潮红，烦躁惊叫半年，屡治不效。由于面潮红时用冷水浇洗可止哭，故常反复浇洗，而洗后颜面即出现皲裂纹及小疖。近一月来患儿更增吐泻不止。来诊时极度消瘦，面目浮肿，不进饮食。烦躁时尖声惊叫，静时则倦极闭目，状如死尸，四肢厥冷，双腕踝以下皮肤变黑。

对于这例险象环生、死候迭见的患儿，我仅用茯苓四逆汤加味 2 剂，竟收到了烦躁及面红大减、吐泻得止、浮肿消退且开始进食之奇效，并以此方一用到底，服药仅 6 剂而诸症若失。

无数这类病患的成功救治，使我相信，病有"枢机"。一些久治不效的顽证或病情极难把握之危重证，只要找准了"枢机"，则常可一"拨"即效，我从而确立了疑难病症的一大治法——拨转枢机法。

如上所述，本法适用于三种情况：①外邪入侵，太阳病有内犯趋势，或厥阴病有外出迹象时，前者御邪于外，后者顺应病势，发挥枢机枢转功能，引邪外出。②某突出症状顽固不去，拨转枢机，可如开门见天般地立刻收效。③病情极为复杂，而找准枢机，可收诸症尽除、如开门迎风、满屋浊气顿去之效。

而既谓之"拨"，则如拨动机器某键盘即可获得所要结果般简单快捷，必一拨即灵，一般是一剂知、再剂效、三剂愈的效果。因此，拨转枢机法，绝不同于那些缓治慢调、积渐收功的治法。当"拨"之不效时，必是误用，当迅速改弦易辙，不可延误病情。

案一　呃逆、偏瘫

温某，男，70 岁。既往高血压病史 5 年，20 天前右侧手指麻木，未及时治疗，进而出现右侧肢体瘫痪，语言謇涩，急入院治疗。诊为"脑梗死，高血压病"。而治疗过程中患者出现呃逆，昼夜不停，致夜不能寐，给予镇静剂等治疗未能控制。如此已 7 个昼夜，且有不断加频加重趋势，方用轮椅推来我诊室就诊。

患者不能站立，由两人搀扶方可缓慢施步，呃声频频，陈述病情时不断被呃声中止。伴口干，大便干结。脉弦滑而数，舌苔黄腻。当即处以宣痹汤加味，处方：

郁金 12g　　　通草 10g　　　淡豆豉 10g　　　栀子 10g

射干 20g　　　　大黄 10g　　　　柿蒂 15g　　　　枇杷叶 15g

丁香 10g　　　　草豆蔻 10g

水煎服，日 1 剂。

上方服完 1 剂，呃即大减，仅断续稀疏发呃。服完 2 剂后，不仅呃更减，右侧肢体也较前有力，一人搀扶即可缓步。患者及家人欣喜不已，于诊室内不断演步，以示疗效佳良。

原方再服 2 剂，呃逆全止，肢体更利。改用补阳还五汤加生白附子、乌梢蛇、胆南星等，以促肢体功能恢复。

本例治疗之妙，不仅在于不循呃逆之常规辨治，撇开治呃常用之方的选方用药，同时在于不惧急重性疾病中出现呃逆每为病重的古训，毫不犹豫地接招诊治，而所用轻清宣痹以拨动枢机的治法，又属出奇以制胜的奇招。

呃逆，宋以前多称"哕"，此病在《黄帝内经》中即有记载。仲景在《金匮要略》里分别为属寒者，出橘皮汤；属虚热者，出橘皮竹茹汤；属实热者，出"视其前后，知何部不利，利之则愈"的治法。后人更细分为寒呃、热呃、气呃、痰呃、瘀呃和虚呃等六类，可见其辨治法既丰富多彩，又纷繁驳杂。可以设想，本案若循之以治，结果很可能就是另一种情况了。

我据证辨析，患者之呃逆属气机痹阻、上焦膹郁，从而认为，症状看似严重，但只要宣通气机，一"拨"令痹阻得解，膹郁得散，呃逆必会随之而止。于是选用了吴鞠通在《温病条辨》上焦篇"湿温""寒湿"证治中专门针对这种病机所设的宣痹汤。

该方的组成是：枇杷叶、郁金、射干、白通草、香豆豉。全方虽然药仅 5 味，而苦辛兼备，对上焦郁闭之气机，可以说具有特异的宣通作用。

需要说明的是，吴鞠通在《温病条辨》中焦篇治湿温病时还出有一首同名为"宣痹汤"的方，它是治以湿聚热蒸、蕴于经络、寒战热炽、骨骱烦疼为表现的湿温病，药由防己、杏仁、滑石、连翘、山栀、薏苡仁、半夏、晚蚕沙、赤小豆等组成。两方虽同为苦辛通法，但本方作用偏于中下焦，功用在宣痹通络、祛湿热而止痛。临床上不可与前述之宣痹汤相混淆。

案二　畏冷

李某，女，51 岁。于 20 多岁时即无缘无故开始畏冷，每接触冷水或冷物即欲呕吐，严重时当即呕吐泡沫状水液。平日一直怕冷，全身长期濡痛难受。纵然盛夏酷暑，稍遇微风，则全身肌肉紧缩不适，以致夏日必穿秋装裹护。

多年来历经中西医治疗不效，曾遍服十全大补汤、右归饮、桂附地黄丸、理中汤等方，共计达千剂，仍未见减轻。后曾自制紫河车粉加鹿茸粉长期服用，也仅感身体知温和稍能耐寒，而触冷则呕等症仍不能止。

患者已失去信心，中断治疗。但近年来上症不仅有逐渐加重之感，更出现午后双下肢肿、倦怠乏力等症，乃由友人介绍，来我处就诊。

患者来诊时正值盛夏阳历八月，却身裹夹衣而选坐于避风之角隅处，面色少华，语言轻细迟缓，脉细数，舌苔薄黄。

在对元阳亏损、痰饮为患、瘀血阻闭和甲状腺功能减退等证一一排除后，辨为营卫虚弱、失于温煦。处以桂枝汤合真武汤加味，处方：

桂枝 10g	白芍 30g	炙甘草 10g	大枣 20g
黄芪 30g	白术 12g	生姜 12g	炮附片 20g
茯苓 15g	防己 10g		

水煎服，日服1剂。

服完4剂后，背可接触木质靠椅，遇冷时呕感明显减轻。原方再服4剂，呕止，全身畏冷及遇冷则紧束难受感消失。身尚濡痛，腹胀，前方加厚朴30g、木香10g、半夏12g、人参12g，3剂。服完后诸症消失，患者20年来第一次身着夏装，要求再服数剂以求巩固。

病程长达20余年，服药近千剂不效之病，为何仅服10余剂药即得以根除？显然，这靠的不是药效的累积和常法的施用，而是准确地针对营卫、拨动了关乎病证根本的枢机。因为只有这样才能解释一用则效、一效即愈的速效结果。

营卫是什么？《灵枢·卫气》曰："其浮气之不循经者，为卫气；其精气之行于经者，为营气；阴阳相随，外内相贯。"这里营卫阴阳并称。那么，它们同气血的关系又如何呢？

《难经·三十二难》指出："心者血，肺者气，血为营，气为卫，相随上下，谓之营卫。"明确指出营卫即血气。可见阴阳、营卫、血气的不同称谓，是因为它们循行和分布的部位不同，并非本身有着质的差异。

因而，《医宗金鉴》把这种关系径直解释为"以其定位之体而言，则曰气血,以其流行之用而言,则曰营卫"。可见,营卫即阴阳血气之互指,只是在病理辨析时,营卫每言肌表,气血每言内伤,而阴阳常言病之深重者。

患者近期出现双下肢浮肿,说明病情已由营卫亏虚向气水不和演变。

先师江尔逊认为,不仅阴阳营卫血气是一体的,并且,阴阳营卫血气津液都是一体的,并认为《伤寒论》《金匮要略》中以桂枝汤为基础加减演变出的近50个方,可以说均是根据这个"一体"思想而确立的。无论属外证还是内证,它的根本病机都是阴阳营卫血气津液的不和,其间的差异仅是病理阶段、病位或兼证等的不同。

如部分患者,由于受先天禀赋、宿疾、治疗等因素影响,可演变成气水不和证。这种不和,有伤于不同部位之别,而不管伤于何部,它们均是营卫不和未罢,水气不和已生、当然,其间还包括了营卫不和向水气不和转变的各阶段过渡证。

治疗时,当已见阳虚水停证时,即应在调和营卫时配以温阳化气行水以治。因为此类患者证候源于营卫不和,虽有病机演进或变异,而本质仍未离乎营卫血气。由此,把针对这类病机而设的苓桂剂和真武汤等归之为桂枝汤之演变方。这也是本例在用桂枝汤时合用了真武汤的原因所在。

本例患者内之脏腑筋骨失于营血之濡养,外之皮毛分肉失于卫气之温煦,虽病程有20余年且已见浮肿,而仍为经脉不通、营卫气血失于通调畅达、损及阴阳所致,故一切温补燥热之品,均不能见效。

桂枝汤以其滋阴和阳、调和营卫的临床功效,体现着调和阴阳的根本大法,因而才有着"外证得之为解肌和营卫,内证得之为化气调阴阳"的广泛应用范围。

本例患者用桂枝汤加味收痊愈之效,又一次证明被推为"群方之祖"的桂枝汤在和外调内方面所独具的特异功效。

拨转枢机法运用的关键,在于掌握好三点:第一,是否该采用拨转枢机法;第二,该患者的"枢机"在何部;第三,当如何去"拨"。而临床要明确这三点,需要对患者进行全面审视和多层面考察,这要求医者必须采用不同参照系,进行纵横比较,深入思考。而这一过程所体现的,就是立体思维。

立体思维是运用参照系进行纵横比较的一种思维方法。思维参照系的差异和对其不同的应用,可造成三种结果:

第一，决定着思维方式的差异。如运用某种参照系进行横向比较，形成平面扩展思维，进行纵向比较，形成线性集中思维，而运用立体的交叉的参照系就会形成立体思维。

如案一，以脑梗死、高血压入院，而以呃逆不止来诊，呃逆可否由脑梗死、高血压导致？新病与宿疾的关系究竟如何？重证患者复见呃逆，在此是否意味着病情严重？本患者与古今论治的各种呃逆证有何异同，能否找到对应？使用镇静剂治疗7日为何呃逆不断加重？正是思维在通过了各个疑问点的古今纵横比较后，一种不循常轨的治法和不遵常例的选方才得以确立。

这种纵横比较，也许在思维流程中呈快速飞转状态运行，也许呈缓慢逐一对照状态推行。而不管怎样，都不是在一个思想平面上寻找答案，都需要打破平面思维，将二维思维还原为三维思维。当然，有时候也可以将三维思维转换为二维思维。

第二，参照系不同决定着思维方式有开放性和封闭性之别。平面和线性属封闭式，而立体思维则属开放式。显然，参照系的选择，直接决定着思维方式的采用。立体思维参照系的选择每多离异性、超越性和飞来性，即它们都非近似物，非自身体系，而多是思维中突然出现的可资借鉴和采用的其他学科的成果和方法。

如治疗乙肝病毒携带患者，往常常以实验室研究对病毒有抑制作用的方药进行治疗，而临床疗效并不好。通过中医自身体系内深入研究，这类药多属苦寒，而苦寒伤胃，甚至影响命门相火。能不能反其道而行之，采用温补脾肾以治，这本来就是一个需要审慎对待的未知问题，而又有没有哪方哪药在温补时最具特异作用呢？

这时侧目以观，我发现西医研究的成果正好提供了支持。西医认为，其发病机制是体内T、B细胞应答能力不足，机体免疫功能低下，不能激起免疫反应以清除乙肝病毒。因此，本病的中医病机应为正虚邪恋、脾肾不足。

在选用药物时，我同样也采用了现代药学研究的成果。现代研究表明，黄芪对机体内干扰素系统有明显的刺激作用；可促进机体的体液免疫和细胞免疫；可延长细胞在体外存活的时间；有明显的提高干扰素疗效的作用。其作用正好准确地针对了乙肝病毒携带的发病原因，因此，将黄芪作为首选药，视患者具体情况，配入健脾益肾方中，对于改善抗原抗体指标发挥了十分显著的作用。

第三，因参照系不同的运用，思维结果会有很大的差异。青蒿素发现者
屠呦呦，在研究抗疟药时，查阅了2000多个传统抗疟方，被晋·葛洪《肘后
备急方》一段记叙所吸引。原文云"青蒿一握，以水二升渍，绞取汁，尽服
之"，可治"久疟"。这时，屠呦呦并没有原地踏步，而是抓住为何独此不煎服
而绞汁服这点，突破了历来对此条参照系参而不究的惯例，经深入研究发现，
煎服时高温破坏了青蒿的抗疟药效。后经191次实验，发现了新化合物——青
蒿素，并在优化结构、改进剂型、提高疗效上再下功夫，研制出新一代抗疟
药——还原青蒿素。中外专家和世界卫生组织一致认为，其意义不仅是找到了
一种新药，并为设计合成新药提示了方向。

拨转枢机法特别要求精准，而立体思维法特别要求思路的纵横。如何在纵
横比较中精确地找准病机，选好最具针对性的方药，是拨准"枢机"的关键。
而这一过程中，认识主体之难，常常在于与客体信息联系受阻，无法获得有关
客体的全部信息。造成的原因，可能是实践水平低，也可能是认识结构不合
理，须加以克服，以疏通系统信息渠道。因为，立体思维的指向，是通过信息
引导的。

十、拨叶除障法——谈辩证思维

拨叶除障法针对的当然是"一叶障目"的问题，而障于目前的"一叶"则
有多种情况。如某证极为常见，症状也很典型，就是治疗不效，这是因为常规
作为"一叶"，遮蔽了对特殊病机的捕捉。

又如某症状作为患者就诊之主症，而引起该症之病或者更具威胁性的病却
被忽略，这时症作为"一叶"遮蔽了病。再如方药本已对证，但久用疗效总不
理想，而有时并不需要改弦易辙，只把个别药味或药量进行调整，即可收到显
著效果。这是因为方证相对作为"一叶"，遮蔽了对细微特殊个体信息认识的
视线等。显然，障目的"叶片"具有彰显性、模式性和浅表性等特点，而其危
害则是误导性。

由于这种误导可发生在各类疑难病的辨治过程中，因而决定了拨叶除障法
在疑难病辨治时有着很多使用机会。而拥有拨叶除障的能力，首先必须具有辩
证思维、求异思维，以及锐敏的信息捕捉与识别能力。当然，这里尤为重要

的，还是临证时想到对这些思维方法的采用。当我们遇到疑难病时，特别是治疗后效果不好时，要警觉地问问自己，是不是被一叶障目了？这对于及早发现差误，采用正确方法进行治疗，具有重要作用。

如临床极为常见的咽痛，仲景就有虚热、客热、痰热和寒客等不同之辨，并分别为之出了猪肤汤、桔梗汤、苦酒汤和半夏散及汤。加上治客热轻证之甘草汤，共出5方。说明仲景对该症的辨治，不仅示人以规矩，更教人以具体。仲景的这些治法，加上后世所补充和丰富了的大量内容，对咽痛应该说已经形成了完善的治疗体系。从理论上讲，只需遵守，必会见效，而临床并不都如此。

曾治一张姓患者，咽痛近2个月。初时因冒雨涉水而起，伴身痛、恶寒、发热等，经治其他症状消失而咽痛不仅不止，反渐加重，其家属系医生，连续输抗生素2周不效。又以银翘马勃汤、玄麦甘桔汤、半夏散及汤等轮番使用无效，再服六神丸等成药亦毫不见减轻，终日以口含西瓜霜片度日。

来诊时咽痛，稍干涩，吞咽时疼痛加重。咽部淡红，偏干，脉缓，舌苔黄厚。经分析，其不效的原因是只在常规常法中兜转，未能拨开常规这一叶障，对其特殊病机进行辨析。该证起于风寒，治疗之初祛寒不彻，寒邪客阻于少阴经络，治疗时又以大剂银、翘等寒凉剂致客寒更冰凝不去，客寒凝阻既久必起郁热。

因而其病机当为寒邪客阻少阴经络，蕴久局部化生郁热。处以麻黄附子细辛汤合《温病条辨》上焦篇之宣痹汤。前者直入少阴驱散客寒、通畅经络，后者宣通上焦气郁以散郁热。服药仅1剂，咽痛即明显减轻，再服3剂，中西医治疗2个月无效之"顽疾"，即得以痊愈。

拨叶除障法的使用是多方面的。如一名48岁张姓女子，心悸、失眠8年余。刮宫3次，分娩一胎后，渐失眠、心悸，并不断加重。严重时静坐亦心悸频发，稍有声响即感惊恐，每晚仅能浅睡二三个小时，并逐步出现头昏、耳鸣、记忆力减退、倦怠、乏力、兴味索然等症。长期食少纳呆，食不知味，腹鸣便稀，感冒不断。月经量少而后延，白带清稀绵绵。数年来从未间断治疗，西医诊为"神经症，免疫力低下"，治疗无显效。中医或以心悸，或以失眠，或以脾胃虚弱，或以气血亏损论治，均无效果。数年来遍延诸医，服药近千剂，基本无效。

来诊时形体消瘦，举步迟缓，面白少华，语音低微。脉缓而无力，舌质稍胖而有齿印，薄白苔。本案病程绵长，久治无效，其临床表现症状纷繁，遍涉五脏，难以用一般证候加以概括，而之前的每一种诊断与治疗，其实都是对局部的着眼和对表象的应对。

综合病史、病程、症状、形体望诊、脉舌，以及治疗经历等方面情况，可以认为，本证属虚劳。而仲景为"虚劳诸不足，风气百疾"所出的薯蓣丸正是针对此疾的专方。乃以薯蓣丸原方先作汤剂，服 10 剂后，诸症均有减轻，服完 30 剂后心悸停止，每晚安睡五六个小时，纳食味香，饮食接近正常量，近半月来，虽气候骤变亦未感冒。再以原方做成 100 丸，早晚各服 1 丸。服完后，诸症消失，体健如初。

拨叶除障法是一种可收"吹糠见米"之效的治法，只要认清是何"叶"遮眼，而"拨"之方法又正确，见效极快。电话发明者美国人贝尔去世后，人们在其塑像下镌刻了他的格言："有时需要离开常走的道路，潜入森林，你就肯定会发现前所未见的东西。"拨叶除障就是要离开常走的道路，因为许多特效的取得，有时真的就在于能拨（剥）开那一点点。

案一　顽固性汗证

耿某，男，43 岁。早年开始，一直盗汗明显。4 年前某日突感心前区紧缩压迫难受，气难接续，急被送往医院。经查右冠状动脉中远段有混合性斑块，血管腔狭窄约 50%，左主干、左降（前）支中段管腔狭窄 60%。诊为"冠心病、急性心绞痛"，通过紧急抢救后缓解。

而自此后，患者白日开始大量出汗，汗出呈阵发性，每日数次。发时全身从头到足冷汗淋漓，不断淌滴，无奈，只得在办公室内放内衣、袜子数套，以便每汗出一次后立即换穿。患者曾系一全国著名医院行政管理干部，遍请相关专家经中西医治疗完全无效果，已认为无法可施，情绪十分低落，并打算打病休报告，离职养病，后经友人介绍专程来诊。

细询其大汗淋漓伴生于心前区紧缩压迫难受感初发时，实即是急性心绞痛的伴见症。而自此以后虽心绞痛又曾轻微发作数次，但对汗出已无任何影响，大汗不管心绞痛发作与否，总是每天数次淌流。并见畏冷畏风，口干渴而喜饮热烫，善饥，腹胀，睡眠极差，口中苦腻麻不适感。曾做血糖等检查，无异。脉细缓，满舌黄厚苔紧贴舌面。

辨证：营卫失调，湿邪蕴阻。

给予桂枝汤合三仁汤加味，处方：

桂枝 12g	白芍 30g	炙甘草 10g	大枣 20g
生姜 12g	龙骨 30g	牡蛎 30g	炮附片 18g
白豆蔻 10g	杏仁 10g	薏苡仁 30g	厚朴 12g
半夏 12g	通草 10g	藿梗 12g	

颗粒剂，开水泡服，每日 1 剂。

上方服 6 剂后，感夜间发热，嘱将桂枝、炮附片、生姜减半，继续服用。服完 15 剂后汗出明显减轻，睡眠较前好转。原方再服 15 剂，汗出基本得止，伴随症也同时消失。原方再给 15 剂，以巩固疗效。

这是一例主症突出、病情单纯、病机易辨、不难治疗之病。但为什么历经中西医治疗，绵延 4 年无效呢？分析原因，西医可能除了集中关注其冠心病外，对于汗出淋漓既缺乏重视，也缺乏有效治疗方法。而中医则可能是被汗出这一较为突出的主症锁定眼目，着眼于止汗、塞汗、益气敛汗、固表收摄，总之，是力图将其淌流之汗立即止住。

殊不知愈补而邪气愈实，愈涩而营卫愈不调。而遣用桂枝汤合三仁汤治疗，不仅数剂即开始见效，而且一方到底而痊愈。是这两个方太冷僻吗？不是，因为此两方几乎是被每个医生天天都使用着的。是病机太难辨析吗？显然也不是，因为"阳浮者，热自发，阴弱者，汗自出，啬啬恶寒，淅淅恶风……桂枝汤主之""病常自汗出者……宜桂枝汤"等，是谁都会背的条文，汗出是营卫不和的特征性症状，也是人所共知的。至于湿胜而致汗出，东垣等医家亦早有明论。可见，久治不效的原因，是陷入了见汗止汗的思维囿限，被大汗这一"叶"遮蔽了视线。其实，临床只需轻轻一拨，就能获得正确判断，从而做出正确的治疗。

当然，任何治则和方药的使用，落实到每个患者时都会有一些特殊考虑的，本案也不例外。本案之用桂枝，除了和营之外，尚有温通心阳以针对冠心病宿疾、化气行水而蠲除湿邪等作用。

而三仁汤之选用更具有个人经验成分。本方系吴鞠通在《温病条辨》中为湿温初起而立的一首名方，但临床实践表明，其用途十分宽广。因为该方不仅为苦温、苦辛、甘淡搭配，而且开上、宣中、导下结合，着眼于湿邪的根除，针对三焦的调畅。宣化中使气机畅达以荡除郁滞之邪，清利中使蕴湿得化而借小便以出。全方药性轻灵，功擅流通，祛邪而不伤正，利湿而不伤阴。凡湿邪为患，不问新久，只要见到舌苔厚腻，皆可遣用此方。

本案治疗，若无此方配合桂枝汤，疗效显然不会如此之好，而本案用此方的唯一指征，即黄厚苔紧贴舌面。苔未退尽即湿邪尚存，这就是我在治疗此证时连续遣用本方40余剂终不减换的原因。

案二　顽固性眩晕

陈某，女，20岁。头昏、眩晕七八年，加重6年。初时头昏一过性发作，半小时许即自行恢复，且数月才发生1次。6年前开始症状加重，发作次数也渐加频，但西医按"梅尼埃病"治疗尚可好转。而近3个月来每日发作，多时可一日3次，发时天旋地转，曾晕至昏倒。伴呕吐，冷汗自出，右耳已不知何时聋至不闻声响。

几年来，患者曾延请多名中医师以补益气血、平肝潜阳、峻补肾精、虫类搜剔等治，服药数以百剂计，均无明显效果。后在广东和四川数所著名医院诊治。经查：左中、左前脑动脉血流稍快，右后动脉稍慢，左右动脉血流不对称。前庭功能系统检查：右耳感音神经性听力损失。诊为"前庭神经病变"，嘱待一两年技术发展后再去行手术治疗。

患者无奈辗转来诊。来时仍有阵发性眩晕，发时天旋地转，偶不能支撑倒地，须躺卧不动方可渐渐缓解，日发二三次，根本无法正常工作和生活。脉细，舌苔薄白。

诊断为眩晕，属痰湿内停、风痰上扰。

方用柴陈泽泻汤加味，处方：

柴胡 10g	黄芩 10g	半夏 10g	白参 10g
炙甘草 10g	大枣 20g	泽泻 30g	白术 12g
茯苓 15g	钩藤 30g	代赭石 10g	熟地黄 30g
煅磁石 10g	丹参 30g	肉苁蓉 20g	

水煎服，日1剂。

服完3剂，眩晕大减。原方再给6剂，眩晕全止，完全恢复正常生活。患者怕外出打工时复发，坚持服药20余剂，停药月余未再复发，恢复外出打工。

眩晕之为病，脑转目眩。脑喜静谧而恶动扰，静谧则清明内持，动扰则掉扰散乱。而顺净清谧为水之性，动扰逆乱为火之性，所以朱丹溪论眩主以补虚治痰降火。眩晕之时火本已动，得风邪鼓动则旋转更甚，于是眩晕昏倒频作。而这还仅是眩晕病机的一个方面。

由于眩晕之主要病位在脑髓清窍，举凡气血营精不能上荣于头，或痰浊、瘀血阻滞，清阳被遏等，皆可导致。至于头部内伤、某些药物中毒、脑瘤及眼耳鼻等五官疾病所致之眩晕，临床也不少见。

因而，眩晕之为病，当今辨证除遵循古之无虚不作眩、无风不作眩、无痰不作眩、无火不作眩外，尚有瘀滞、肿瘤、中毒、头颅局部病变及五官疾病等诸多因素需要考虑。而也许正是这些原因，使本例患者简单的病情被复杂化了，以致迁延数年，辗转于多家大型医院治疗无效，最后得到的竟是一种无奈的推诿。

本例患者服药 3 剂，多年之顽疾即见显效，这不能不说是所遣方药效力之神奇。当然，该方之遣用是首先拨开了眼前的层层叶障。

柴陈泽泻汤是先师江尔逊所创的一个新方，原方为小柴胡汤、二陈汤、泽泻汤合方加味。处方：

柴胡 10g	黄芩 10g	半夏 10g	白参 10g
炙甘草 10g	大枣 20g	生姜 10g	陈皮 10g
茯苓 15g	白术 15g	泽泻 30g	天麻 15g
钩藤 20g	菊花 10g		

方用小柴胡汤透达郁火，旋转少阳枢机，升清降浊；二陈汤化痰降逆；泽泻汤利水除饮，补脾制水。加天麻、钩藤、菊花息风以助火邪平定。

眩晕的病机是少阳相火上炎，少阳与厥阴相表里，病则厥阴风生而助火，风生必夹木势而克土，土虚失运而聚液成痰。可见风、火、痰为眩晕之标，脾胃虚为眩晕之本。发则互相牵涉，相因为患，而非单纯的属虚属实证。

柴陈泽泻汤之妙，不仅准确地切合了上述病机，而且还寓含着方证辨证的使用。如内含六君子汤，补脾和胃以治本，含小半夏加茯苓汤涤饮化痰、降逆止呕以治标等，从而具有了祛风、清火、涤痰、蠲饮、健脾、补虚等标本兼治、燮理平调的综合作用。因而，本方用治眩晕，除精血亏损、瘀血阻滞、肿瘤压迫、药物中毒和五官脓肿等有着特殊病因病机者外，可以说，无论病程长短，用之均效。

汗证和眩晕虽然都是常见病，而病情发展到如此程度，病程拖延达 4～8 年，历经中西医治疗不仅无效，反倒日渐严重者，却是很难见到的。而两案均一方即效，一治而愈。仔细研究不难看到，辨治之成功，首先在于拨开了障眼的"叶片"，而能成功地将"叶片"拨开，是突破了逻辑思维的囿限，将患者的整个病情放在动态变化中进行了全面考察。在着重研究其病因病机的同时，我深究了其久治不效的原因。大胆摒弃了久病必虚等一系列刻板认识，准确地捕捉到了其虚实夹杂的病机本质。其思维过程的高度动态性，其思维结论亦此亦彼的非逻辑性，都生动地体现了辩证思维在这种神奇疗效获得中所起的关键性作用。

辩证思维，是从发展的动态过程认识和把握客体的一种思维方法。它以变化发展的观点看待事物，因而是一种与逻辑思维相对立的思维方法。在逻辑思维中，事物一般是非此即彼，非真即假。而在辩证思维中，事物可以在同一时间里亦此亦彼，亦真亦假。

中医理论是借助古代哲学思想构建起来的。而古代哲学思想的最大特点就是对立统一。中医以阴阳对立统一观来认识人体的生理，把握人体的病理，通过阴阳消长与转化，阴阳互根与平衡，揭示人体疾病变化规律。而当我们运用这一指导思想研究临床疾病时，发现疾病普遍存在亦此亦彼情况，对其治疗必须打破非此即彼的思维囿限。因而，在临床上辩证思维成了最常采用的一种思维方法。

在治疗疑难病症时，由于疑难病本身病情复杂，很难有非此即彼的单纯情况，因而，辩证思维有着更为特殊的重要作用。如曾治一长期便秘之中年女子，其便秘不同于常见的干结难解，而是每次努挣后只排出细如笔管之软便少许。曾找中医先后以调气通便，降气通结，运脾通阳等诸法治疗，总不见效。只服成药麻仁丸后稍适，于是长期购麻仁丸以做维持。而近半年来需要不断加大剂量方可勉强维持，且感腹胀，腹隐痛时时发生，始来我处就诊。此患旷日持久，若再循常理，着眼大肠或宣肺疏肝类治，必难见效。乃从《黄帝内经》"肾司二便"入手，肾阳虚失于温煦，则蒸化无力，复致脾阳亏虚，脾阳虚则津滞不行。气虚则难于传导，津乏则难于运行。本证的治疗必须温补脾肾，崇土化湿。乃以理中汤加味，送服肉桂粉。3 剂而便畅，日排 1 次，坚持服二十余剂后，大便完全正常。本方肉桂之用至关重要，它直入肾经，温阳布气，散寒通凝，且具"辛以润之"的作用。可以毫不夸张地说，与其说这是一次辨证的别开生面，不如说是一次冲破循轨的辩证思维的成功运用。

辩证思维的核心是在运动变化中认识和把握疾病，帮助和启发我们认识疾病诊断中的个别与一般，典型与非典型及其相互转化的情形。本文所举顽固性汗证和顽固性眩晕两个病案，病程都在 4 年以上，而均能一箭中的，且一方到底以收全功，正是把握好了其不同于一般的"个别"特征和不具典型的"非典型"病机。辨证时厘清了其亦虚亦实的病机，治疗时采用了补泻兼施的治法。

此外，辩证思维还是创新和灵感等思维的催化剂。它能帮助我们在医学研究中获得许多新的发现。如人老皆虚，这是从《黄帝内经》"女子七七，任脉虚，太冲脉衰少……丈夫七八，肝气衰，筋不能动，天癸竭，精少，肾脏衰，形体皆极"的系统论说以来，人人所公认的，而有人却对此提出质疑。并通过老年人精神神态改变、白发及脱发、视力听力减退、老年斑和肌肤甲错、青筋暴露和发绀、心悸怔忡心痛、中风偏枯、咳嗽气喘、眩晕少寐、性功能下降等十大生理变化和最常发生的病症进行生化指标测试，发现老年人机体普遍存在微循环障碍、血液流变学异常和各主要脏器血管形态的破坏，从而初步证实了人体的衰老，主要机制在于气血失调和内环境失衡，而内环境失衡的癥结主要在于瘀血。

我们完全有理由认为，这一由思维方式的改变而获得的新发现，当其形成系统理论后，对"人老皆虚"的经典理论，不仅意味着挑战，也许会是一种颠覆，因为它会带来老年病治疗理法方药的全面而深刻的变化。

十一、出奇制胜法——谈特异搜索思维

出奇制胜，本意为用奇兵或奇谋战胜敌人，比喻用意想不到的方法来取得成功。疑难病的难治性是其突出特点，它太需要医生用异于寻常的方法去开启隐秘的治疗之门了。而临床中，大量疑难病患者的治愈，确实就是从砸开常人生长惰性的地方发现了这些门扉的。显然，掌握此点，对于提高疑难病症的临床疗效具有十分重要的意义。因而，出奇制胜法也是治疗疑难病症的一大法门。

本法的具体运用，一般有两种情况，一是在固有经验体系以外，寻找特殊之处，并从这种特殊处入手，取得成功；二是临床治甲病，而乙病乃至丙病同时出现向愈趋势时，或治甲病而乙病却痊愈时，敏锐地发现隐于其中的深层奥秘，并加以巧妙运用。

如我早年治一中年男子，其痔疮出血，断续不止达月余，继而出现头昏头痛，倦怠神疲，身冷汗出，四肢麻木发凉，心中阵阵热感，经治便血止，诸症也见减轻，因经济困难而未坚持治疗。1个月前感心中阵阵烦躁，烦躁时欲近冷物，坐立不安，而持续约半小时后可渐渐平息，已延请中西医治疗，不见减轻。

近半月来患者烦躁加剧，不仅每日发作两三次，且每次发作时必用冷水不断淋浇，直至全身。前医先后曾采用甘温以除大热法之补中益气汤、清阳明法之白虎汤合栀豉汤、散郁热法之四逆散加味、祛痰法之二陈汤加味等多法治疗，全无效果，辗转来诊。

听其病史并仔细审视其已服过之方药，发现本病其实已经历了系统、正规的治疗。而为什么看似中规中矩的遣方用药却无效呢？我开始深入研究。首先查其脉虚数无力，舌质淡红胖嫩，薄白苔，再扪其四肢肘膝以下冰冷，乃问其烦躁发作时可有颜面泛红。答曰：有。随即追问，面红时是否口渴？答曰：并不口渴。

在掌握了上述情况后，我对其病机已有了初步判断：该病继发于较长时间的便血之后，气血亏虚于前，阴阳失和于后。初时的阵发性烦躁应当是阴阳失和的表征，而临床医生们都未认识到此点，致这种不和渐渐发展成了阴盛格阳的虚阳浮越，其发时身热欲冷水浇淋，是因为格阳于外，而面红正是虚阳浮越之戴阳征象，证属阴躁。

躁与烦每多同时出现，故方书常以烦、躁并称。烦为心中热郁不安，躁为手足扰动不宁。烦躁在外感内伤多种疾病中都可见到，虽寒热虚实都可导致，而临床以因热属实者多；虽新病久病中都可见到，而以新病中发生为多；虽疾病过程中长期存在与短时发生都可见到，而以短期发作为多。

也许正是由于这些原因，本例患者烦躁持续发生已1个多月，却无人考虑阳虚阴躁。其治当用破阴敛阳以促阴阳调和。因此，处以生附片、肉桂、干姜、熟地黄、山茱萸、茯苓、山药、白芍、玄参、龙骨、牡蛎。服药1剂，患者即可不浇淋冷水。服完 3 剂，烦躁即不再发，精神转好。再服 3 剂巩固，一直未再复发。

本例辨治说明，出奇制胜，主要是临证时在通常经验体系以外，千方百计地寻找"奇"。而"奇"的获得还有另一条途径，即从已取得的意外收获中加以提取和总结。

如 20 世纪 90 年代，湖南医科大学的周裕民临床意外发现一些患心脏神经症的患者，刺其人迎穴后，原心电图 ST-T 段的异常波型消失，而有类似症状的其他器质性心脏病患者（如病毒性心肌炎、冠心病），针后却无变化，于是他开始专项研究。

经对 171 例不同类型的心脏病患者针刺人迎穴，10 分钟后，104 例心脏神经症患者中 98 例 ST-T 段异常波恢复正常，而 52 例冠心病患者中只有 3 例有所改善，15 例病毒性心肌炎未见 1 例改变。由此确立了针刺人迎穴，观察心电图 ST-T 段变化情况，诊断和治疗心脏神经症以及鉴别其他器质性心脏病的快速、准确的方法。

以上案例说明了出奇以制胜和于胜中确立"奇"的一般运用规律。显然，这里"奇"的精髓就是新。这种新，可能是异于所有前医的普遍思维和做法；也可能是对自身思维惯性的刹止，从而对从未采用过之方法的启用；当然，还可能是从意外的成功中总结的新法。

而欲求本法在临床诊疗时最大限度地发挥作用，首先必须打破惰性思维，全方位、深层次地进行搜索。因为只有在这种"开动脑筋找窍门"的积极的、持续的、活跃的思维状态中，才能从自己的技术库存里找到克病之良策和愈病之良方。

案一　瘙痒、泄泻、头昏

朱某，男，73 岁。21 年前开始出现皮肤瘙痒，初为右颈部，渐及全身，无皮疹，搔抓后亦不溢血，每年夏秋发作，冬春时症状可自行减轻。近六七年来全年不断，夜间睡眠时奇痒难忍，不仅如此，原一直同时存在的腹泻、头昏也不断加重，常常漂浮欲倒，腹中整日鸣响、冷痛，便稀，每日三四次。曾多次住院，被诊为"非特异性肠炎、心肌缺血、脑动脉硬化"等。而无论住院还是不间断的门诊治疗，从未收到过明显的治疗效果。

　　来诊时上述症状均存在，且面苍黄少华，憔悴无神，全身皮肤萎缩松弛、遍布抓痕。脉弦，舌质微暗、散见点片状乌暗斑。

　　该患身患三病：瘙痒、泄泻、头昏。无论在中医学还是西医学里，三病都是风马牛不相及的。从发病情况看，三病难分新感宿疾，亦无从辨析其标本关系。而如果弄不清这些关系，不仅治疗有顾此失彼之虞，连入手都无从谈起。这里，一切循轨的、常规的、面面俱到的和单独针对三病中某一病的治法，显然都是徒劳的。欲求效果，只能出奇制胜。

　　本患病程特长，符合久病多瘀的特点；奇痒难耐，符合血燥风盛；老年患病，每多气血运行迟滞，舌乌有暗斑，更为瘀血之明证。据此，可将之辨析为：气血亏虚、皮肤失养、脉络瘀阻、瘀而生风致瘙痒；脾肾亏虚，肠络瘀阻，运化失司而致泄泻；精血亏虚，血脉瘀阻，清气不升，脑失充养而致头昏。

　　证属气滞血瘀，予血府逐瘀汤加味，处方：

当归尾 12g	生地黄 20g	桃仁 10g	红花 10g
紫草 30g	茜草 10g	墨旱莲 30g	川芎 10g
柴胡 10g	赤芍 10g	桔梗 10g	蜂房 10g
蜈蚣 1 条	蟾蜍皮 10g	甘草 10g	

　　2 剂，水煎服，每日 1 剂。忌海味、辛辣、油腻厚味及香燥食物。

　　药后二诊时，患者欣喜若狂，滔滔不绝述说经过：初诊当日傍晚 7 点时服药 1 次，夜入睡至 12 点左右醒来感头皮奇痒，在无法忍受时，不断抓挠揉搓，而皆无济于事。其瘙痒程度为 20 年来所未遇，幸好仅一二分钟即自行停止。次晨起床头旋转，约 2 分钟恢复正常，随即继续服药。服完 1 剂，痒大减，2 剂服完，全身瘙痒竟完全停止。

　　今日来诊，改求解决头昏、漂浮感及泄泻。因认定此二证仍为血瘀作祟，遂不更方。而本"小毒治病，十去其八"的原则，原方去虫类药后稍做增损，处方：

当归尾 12g	生地黄 12g	桃仁 10g	红花 10g
桔梗 10g	赤芍 10g	柴胡 10g	枳壳 12g
火麻仁 12g	乌梅 10g	黄连 10g	地榆 10g
茯苓 12g	炒山药 30g	煨葛根 30g	羌活 10g

2剂，煎服法同前。

上2剂服完，漂浮感大减，大便亦减至每日2次，仍稀溏，腹鸣。患者治疗信心十足，自行追述病史：三病中由于肤痒太难忍受，多年来就诊时总怕医生用药不专，故极少提到泄泻、头昏。当皮肤瘙痒久治无望获效时，又才回过头来治疗泄与昏，而仍从未收到过明显的效果，现瘙痒得止，又燃起了治疗泄泻的希望。

为资参考，患者特意找出了所保存十多年来服用过的一大摞处方。细检诸方，均为健脾燥湿、祛风涩肠、温阳益肾、补气导滞之品，显然，于病机本质均毫未切合。仍于二诊方去生地黄，加九香虫10g，令服2剂。

药后大便成形，每日1次，腹尚有微鸣、冷感，病已近愈，宜以丸药巩固。以第三诊方去羌活，各药用量加3倍，再加入水蛭18g、钩藤30g，共研末，炼蜜为60小丸，每日早晚各以开水送服1丸，共服1个月。后随访，所患病症，尽得荡除。

对于这例身患三病、病程长达20年的患者，初诊即一方中的，二诊时主症已变，仍守方加减，三诊时另一痼疾凸现，还是守方，仅稍事加减。显然，这是谨守病机之治，也是仅四诊而能晋全功的关键。而对其病机辨析的理论，如久病多瘀、痒证责风、"治风先治血，血行风自灭"等道理，应该是临床中医师尽人皆知的。为什么前医就没有人想到或想到而不坚持呢？我想原因很多，而孤立地对待三病可能是主要原因。因此，对三病进行综合思索和病机推导，追根溯源，从而总揽了全局，这是能坚定不移、从容以对并取得奇效的根本原因。

案二　少阴格阳证

张某，男，58岁。全身大热不退已1周。口干而不索饮，便稀，咽干痛，烦躁不安，汗出肤冷。曾用西药治疗，汗稍减而复如故。也曾用白虎加人参汤3剂，非但不效，且更感倦怠蜷缩。1周来从未停止治疗而病情日进，患者家属十分焦急，转诊于我。

刻诊：烦躁不安，身热面赤，懒言身倦，口干舌燥而不欲饮，全身冷汗时出。脉沉细，两尺尤微，舌红而微卷，干燥少苔。

分析此证有以下特点：①身大热不退，烦躁，舌红、干，汗出，当属阳明经证。但表热甚，却身喜蜷屈，口干却不欲饮，汗出为冷汗，均说明证非在阳明。②烦躁，而更多的是神疲倦极。③服白虎加人参汤热势完全不减。④脉沉细而两尺微。后三点也不支持阳明经证的诊断。

那么，本例身大热、烦躁、口干、汗出，本属阳明经证的典型证候，不属阳明病又当属何病呢？这里，"身蜷"具有重要的鉴别诊断意义。细检《伤寒论》，见"身蜷"者共三条，其中一条为"不治"，一条为"死"，而唯独第289条云："少阴病，恶寒而蜷，时自烦，欲去衣被者，可治。"这里，"欲去衣被"标志阳气尚存。

本例患者在一派热象中却现身蜷阴寒死候，说明证非在阳明而系少阴，而在"死候"中却又身蜷而热，说明阳气浮越而未尽绝，其证当属真寒假热。而既然少阴阳气尚存，其救治应当是有望的。

诊为少阴阳衰、阴盛格阳。方用白通加人尿猪胆汁汤加味，处方：

生附片 12g　　干姜 10g　　　葱白 10g　　牡蛎 30g
肉桂 6g　　　　细辛 10g　　　人尿 60mL　　猪胆汁 1 个

上药水煎服，煎成后兑入健康儿童之尿和猪胆汁，为防隔拒，嘱待药冷后少量多次分服。

上方仅服完 1 剂，热势得退，烦躁得止，其余诸症，亦皆明显减轻。改用通脉四逆汤，3 剂服完，诸症悉除。

该病之大热，为阴寒内盛、格阳于外所致，非四逆汤之大辛大热不能破除阴寒，而用葱白之润以通于肾，以人尿之咸寒、猪胆汁之苦寒，引阳药达于至阴之地而通之。非常之证，遭非常之用，这是一种出奇制胜的方法。

而遗憾的是，近年来，在物质极为丰富、生活趋于"文明"后，一些医者对有些东西再入药产生了顾虑。如人尿、猪胆汁、灶心土等，因而对含有这些药的方不再使用。

这里，从表面看，是对世人习俗的遵从；中层看，是对世俗的屈从；而底层心理则是对含有这些药的经方的不可取代性缺乏信心。

临床重症糖尿病足的截肢，是因为患肢裁截后能肯定地保住生命；眼科遇到一只眼球破裂者，立即摘除，是摘除患眼后能肯定地保住另一只健康眼睛。舍弃一条腿，或舍弃一只眼睛，医生敢为，是因为有把握保住生命或保住健眼；患者答应，是因为这是万般无奈中的最佳选择。

而我们仅使患者服用一些被人认为不洁、不雅、不易寻找或不便制作的东西，若能肯定地治愈疾病，患者会不接受吗？

显然，这里折射出的是对自身缺乏信心，存在舍弃了这些方后一样能治病的错误认识。缺乏信心是压根儿没有使用的成功经验，也没见其他人介绍成功案例。错误认识则是否认了某些药物的特异性治疗作用，而经方的高度严谨性决定了其不少方具有这种特异性。

所谓特异性，不仅是最具针对性的，更是无法取代的。可见，信心来源于实践经验的积累，而特异性方药的认识，在临床很多时候是来源于对经典原著的遵从。

两案的成功治验，都不仅是采用了不同于前医的思维，也是突破了对同类疾病的临床惯性思考，均从一种特殊的角度，对隐匿的病机进行了准确地捕捉。这种思维，我们将其称之为特异搜索思维。

特异搜索思维法的关键是"特异"。所谓特异，就是与一般情况或规律不同，而一般情况或规律，反映在人们的主观意识里，便是经验。通常说来，凭借经验，往往能够更加方便地理解和把握世界，也往往会有更高的效率。但是，经验有时候也会给人带来束缚，使得人们在匆忙之间做出错误的认识和判断。因此，每当人人都依赖经验，或遵守于一般规则时，创造力便会窒息。特异搜索思维，是一种高度要求在经验或一般规律之外寻找特殊之处的思维方法。因而，在解决具体问题时，必然带有创新成分。这种思维方法，用之得当，可使成功概率几乎为零的事情获得完满成功。

如一个遭遇车祸的患者，昏迷，醒后头昏、头痛、胸闷，而尤其明显的是咽喉部阵发性颤动，每分钟达170次。检查局部并无阳性体征，治疗近1个月，其他症状均已消失，而咽部震颤毫无减轻。震颤间歇时舌体强硬，语言不清，喉部有梗塞气闷感。脉弦数，舌质红，苔薄黄。

此例患者经用治瘀、治痰、治风等诸多治法达1个月而毫无效果，是因为始终在常规经验中寻找治法，而一旦在经验之外寻找特殊处时即不难发现，病起于跌坠，必受惊恐，惊则气乱，化火生痰，上扰咽喉。于是一个气机逆乱、化火生风的病机即清晰地呈现出来。治以调气解郁、化痰息风之法，以柴胡、茯苓、香附、葛根、桔梗、建曲、蝉蜕、磁石、梅花等以治，果数剂而愈。

特异搜索思维还要求不盲从自己的经验或者笼统的判断，而是要具有一种

"凡事都不可绝对"的意识。在遇到问题的时候，要养成排除固有印象、冷静地从一般中寻找特殊的思维习惯。

本文所举两案，案一肤痒、头昏、泄泻三顽疾缠身达20年，由于千方百计地打破笼统判断，找出了血瘀，这个特异病机为三病之总根源，从而收到痊愈之效。案二在病情相矛盾的状态中，不断演进至形势危急的地步，通过冷静研究，寻找到了阴盛格阳的特殊病机和具有特异治疗作用的白通加人尿猪胆汁汤，由此而收快速治愈之效。

可见，特异搜索思维，在治疗疑难病时，有着一定的特殊作用。不仅如此，在临床辨证遣方准确却出现意外情况时，它还可帮助寻找体质等方面的特异性，从而在临床发挥警示作用。

如一身材瘦小女子，头身疼痛，微恶寒而自汗，我随即处以桂枝汤加味，不料服下不久即鼻衄不止，细问得知平时吃生姜稍多都会鼻衄，再查其舌干偏红，乃悟这种阴虚特殊体质的患者，不可按常规遣用温药。

十二、锻器破坚法——谈除虫思维

锻器破坚法是针对一些疑难病症，虽病因较清楚，辨证也较明确，而却缺少有效的治疗方法，或现有治疗方法虽多，而疗效并不令人满意的情况而提出的一种应对之法。

这是一部分太需要寻找新的治疗方法，以求获得疗效的病症。寻求的这种新方法，可以是发掘，是改进，是借鉴，或者更是完全的创新。而不管通过哪种途径，所采用的都是异于现有治疗方法或异于通常普遍采用之办法。

"锻器破坚"较为形象地标明了本法的特点。它同本书中其他诸法一样，都是通过长期临床观察总结而确立的。当临床上面对一些看似常见而简单，却历经多年，辗转治疗不效的患者时，可以发现这些疾病中有的病因清楚，病情并不复杂，从理法上讲，治疗应当不成问题，而恰恰相反，他们中绝大多数人都用尽了中西医各种治疗方法，就是无效。

这使人想到我们所持有的应对武器太软弱无力了。所以需要锻造，需要提高武器的坚韧度，才能达到执锐以破坚的效果。在这种思想的指导下，面对顽固性失眠、慢性荨麻疹、顽固性痛证、特发性水肿、红斑狼疮、顽固性腹泻、重症狐病等具有上述特征的疾病，我开始了以寻求新的治疗方药为重点的研究，并取得一些经验。这些经验的取得，犹如锻造出一件件制胜的坚利武器，从而确立了此法。而随着临床的积累，它已成为辨治疑难病症时的一种常用法。

如失眠这一古老而多发的疾病，从《黄帝内经》到《金匮要略》都有论述。其属虚者，多虚在营血，治重心脾。其证属实者，更有条分缕析的论述，即有以宣散治之的风寒，以凉解治之的火热，以温化治之的痰饮，以消导治之的饮食积滞，以分利治之的水湿，以行气治之的气逆和以温中治之的阴寒等。

张景岳曰："证虽病有不一，然唯邪正二字则尽之矣。"因此，对该病的认识应当是清楚的，治法也是丰富多彩的。

但是，谁也不能否认，临床上大量失眠患者的治疗是无效的。而尤其需要引起注意的是，由于失眠人数的猛增，无效人数也随之陡增，因此，临床实际情况是，这一极为常见的多发病，竟成了严重影响人们生活和工作的最具普遍性的问题。

显然，解决这一问题的关键，在于寻找和创立更具特异针对作用的新方。由此，我开始了20年的探寻历程。

首先，通过大量病例的临床观察，我梳理出诊治该病需要注意的一些特殊问题，主要表现在以下几方面：

第一，临床虚实病者参半，虚者相对单纯。而属实者，每为多种邪气纠结，它是临床患者诸症纷呈的重要原因。这种诸症纷呈为准确辨治带来了难度，致邪实不能得以有效祛除。而邪之不去，神焉能安？神不安则进一步加重卫气独行于外，而不得入于阴，阴阳由病初的失调到各自独行其道之混乱，这是造成顽固性失眠的一个重要原因。

第二，当今社会生活节奏不断加快，生存竞争空前激烈，大量人群频繁迁徙奔劳，不少人深夜恣食狂饮等。在导致失眠者猛增的同时，其病因病机也有了某种潜移隐变。

第三，特定时代于无形中会决定医学发展的方向，而医者的建树也在于在该社会环境中对疾病进行新的理论思考和治疗探求。如东汉末年伤寒流行而成就《伤寒论》巨著，金代饿殍成群而有了《脾胃论》，元代大规模骑兵作战而促进了骨科发展，清代瘟疫流行而催生了温病学派等，都是那个时代医学家们新的思考和实践的结果。因此，对这种受时代因素紧密影响的疾病，应该结合新情况创造新的治疗方法。

这还需从病因病机入手。竞争恼怒易伤肝，肝气郁结则化火，肝火戕土则脾胃伤；而竞争焦虑、劳碌奔波、暴食狂饮，也皆伤脾。脾失健运而酿湿生痰，痰湿郁久可蕴热成火。这样的痰火互结、火炽痰郁、扰乱心神，是诸多顽固性失眠患者的病机。

而纵然病因病机深入到如此地步还没有成功，因为据此认识而投传统习用方黄连温胆汤辈，疗效并不满意。我通过漫长的摸索，根据《灵枢·邪客》对目不瞑（失眠）的治疗，当"调其虚实，以通其道而祛其邪……此所谓决渎壅塞，经络大通，阴阳和得者也"的论述，采用半夏秫米汤以通其道的治法，合以杂志中治痰热扰动之验方僵蚕二黄汤。这使临床疗效有了明显提高，但还不满意。

在深入观察后，我发现此类患者多有一个共同见症，即心悸，而心悸重至难宁时，会出现欲狂之现象。显然，控制了这个症状，可极大地提高顽固性失眠治疗的有效率。这时仲景所说"治病如狂状，妄行，独语不休，无寒热"的防己地黄汤跃入眼帘。因而将之配入上方，果然收到了极佳的治疗作用。通过无数的验证后，我创立了三黄安眠汤：

生地黄 50g	天竺黄 12g	姜黄 10g	防己 10g
桂枝 10g	炙僵蚕 10g	远志 12g	半夏 30g
高粱 30g	首乌藤 30g	茯神 10g	炙甘草 10g
炒枣仁 30g			

其方用以治疗失眠头重、心烦口苦、心悸胸闷、急躁易怒、大便干结、舌质红、苔黄、脉数或滑数者，从而为攻克顽固性失眠锻造出一件锐利的武器。

案一　厥利、咯血

黄某，男。病已 6 日。开始时咽痛、便秘，就诊于某中医师，以翘荷汤加味治疗，药后咽痛不减而开始泻下稀水，该医急以理中汤加味治疗，而不仅泻如故，咽痛更甚。西医摄胸片示心肺未见异常，以青霉素等静滴。如此迁延至第 6 天，病情不断加重，转诊于我处。

细询初诊前两天患者即恶寒身痛，自以"感冒片"服后症减，但出现咽痛。经治后不仅不止，且咳浓稠痰，内中带鲜血。大便稀水，日四五次。咽喉疼痛，吞咽时尤痛。查其咽部严重充血，表面覆白黏涎物，口臭。诊脉时发现双手冰冷，即摸其脚，双膝以下俱冷如冰，脉虚大而迟。

该患者呈一派燥热之象，又现水泻，脉虚肢厥。前医用寒则泻，温中则咽痛势增。辨证难明，方药难定。此时患者虽然正继续输着已输到第 5 天的青霉素等药，而因病情未能控制，精神状况极差，神情十分痛苦。我在初步判断为上热下寒证后，心中暗排多方而竟无一方合适，无奈开始查书。

在遍查《金匮要略》有关篇章，不见相近条文后，复查《伤寒论》厥阴病篇，当查至第 357 条"伤寒六七日，大下后，寸脉沉而迟，手足厥逆，下部脉不至，咽喉不利，唾脓血，泄利不止者，为难治，麻黄升麻汤主之"时，不禁拍案而起，该患不正是正伤邪陷、阳气不能宣达、酿热伤络；阳气不能布达、被郁寒厥的厥阴厥利证吗？

遂处以麻黄升麻汤原方 2 剂，处方：

麻黄 10g	升麻 10g	当归 10g	知母 10g
黄芩 10g	玉竹 15g	白芍 10g	天冬 10g
桂枝 6g	茯苓 10g	石膏 15g	干姜 10g
炙甘草 10g	白术 10g		

水煎服，日 1 剂。

上方 2 剂服完后咯血即止，咽痛十去七八，泄泻减至日 2 次，肢温神爽，脉较前有力，续方 2 剂而愈。

这是一个在发掘中锻造武器的例证。该方古今极少有医家使用，柯韵伯甚至认为，这个方"乃后世粗工之伎，必非仲景之方"，足见其历代以来，已沦为无人问津的冷僻方。

该方具有两大特点：一是清宣与温补并用，二是剂量少而药味多。全方用药达 14 味，为《伤寒论》药味最多的一首方。但细究其组合却杂而不乱：发郁火用麻黄、桂枝、升麻；清郁热用石膏、知母、黄芩；温中健脾用茯苓、白术、干姜、炙甘草；润燥养阴用天冬、当归、白芍、葳蕤，共同发挥发越郁阳、育阴以清上热、温中健脾以治下寒的作用。

而这一作用，正好针对了虚实混淆、寒热错杂、上热下寒的病机。在伤寒113方中，寒热并用者约有四种治疗侧重：一是乌梅丸偏于收敛；二是黄连泻心汤、半夏泻心汤偏于和中；三是干姜黄芩黄连人参汤偏于降逆；四即是本方之偏于宣发。

本患感寒于先,郁而生热,热郁化火生燥于后。热甚而咽痛,火伤肺络而咯血;素体阳虚,复因误服寒凉,中阳受损,寒邪趋下而泻;阳为阴寒被郁而四肢厥冷。由此而导致虚实夹杂、上热下寒,完全符合麻黄升麻汤的立方主旨和适用证候,因此收到了一矢中的之效果。

文学上对对联有"绝对"的说法,即在茫茫字海词条里却舍此而无它。医学上治病时有特异性治法的运用,即只此一种治疗方法才具针对性。麻黄升麻汤看似杂乱的组合,其实针对的就是本例这种复杂的病情。

我们似乎可以认为,本患者若不用本方,或许根本无法治愈,而遣用本方又须一一排除各种情况后方可实施。认识到这种特殊性才能准确掌握"特异",而明确特异后会对一些经方、特别是冷僻经方做出新的认识。

案二 流注

黄某,男,56岁。右侧胸锁骨连接部疼痛十余年,初时不甚发作,间隔也长,后渐加重,痛呈间断性、体位性发作。每于不经意抬臂或躺下时剧痛突起,常痛至难以忍受而叫喊。曾做各类相关检查未获有价值之阳性发现,只好以止痛药维持。但剧痛发生后无论服何种药都不能分毫减轻。无奈时只好做局部封闭注射治疗,初时尚可短暂止痛,后来完全无效。万般无奈时由手术室麻醉师做麻醉治疗,方可暂行缓解。数年来也曾就诊于中医,或以活血化瘀论治,或以寒痹治,或以通经活络治,或以解毒消炎治,均未获效。

来诊时疼痛呻吟,体位完全受限,半坐位,不能转侧。脉迟,苔薄黄。辨证为寒凝脉络之痛痹。

处以乌头汤合活络效灵丹加味,处方:

炮附片 30g	炙川乌 6g	炙草乌 6g	白芍 60g
炙甘草 10g	生地黄 30g	川芎 12g	当归 12g
炙没药 6g	炙乳香 6g	土鳖虫 10g	细辛 10g
延胡索 10g	大枣 20g		

水煎1小时,日服1剂。外贴天南星膏。

服完2剂,疼痛略减,仍呈强迫体位。上方炮附片加至40g,二乌各加至10g,乳香、没药亦加至10g,细辛加至30g,并加用麻黄30g、蕲蛇12g。

上方已呈猛方强攻之势，原以为初诊已见小效，此必夺得大效，不料药后痛势毫无减轻。

临床事实的当头棒喝使我冷静深思，终于想到了以"漫肿疼痛，皮色如常"为重要特征的流注，考方书多将流注分为暑湿流注、湿痰流注、余毒流注和瘀血流注等。其中余毒流注多因先有局部感染毒气走散、流于经络而成。本案病情与之相近，而湿痰流注又为各种流注所具有的病理基础。因此辨为局部感染、痰湿为患、毒气走散、流于经络之余毒流注证。

但该患并未出现余毒流注常见的热甚毒甚的临床见症，而是以疼痛为突出表现，因此，一些书籍所列出的治疗方药对本案显然缺乏针对性，只有王肯堂《证治准绳·疡医》在败毒流气饮条下所注诸症与本证甚为相合。他说："治流注初发，堆核硬痛，不可忍者，宜用此药疏解流气。"这"疏解流气"短短四字，说明了其痛不可忍，是因邪气结留经骨筋肉，气血不行。

因此改用：

1. 木香流气饮合阳和汤加减：

熟地黄 30g	白芥子 10g	鹿角霜 20g	炮姜 10g
麻黄 10g	当归 10g	川芎 10g	白芍 30g
枳实 10g	木香 10g	台乌药 10g	半夏 10g
防风 10g	泽泻 30g	炙甘草 10g	茯苓 12g

水煎服，日 1 剂。

2. 颠倒木金散：

木香 25g，郁金 25g。

共研细末，4g 为 1 包，每日 3 次，每次 1 包，白酒冲服。

药后当夜患者即安然入睡，次日疼痛明显减轻，且迟脉完全消失。击鼓再进，原方再进 2 剂，体位受限基本消失，疼痛近止，精神转好，调治而愈。

这是一例"异类"流注证。因为它并不表现为发无定处、堆核硬痛、此处未愈他处又起等流注之典型症状，但这并不影响对其流注的诊断。这是因为流注的成因有多种，举凡饮食劳倦、损伤脾胃、房劳过度而劳损阴阳，营气不从而腠理不固，暴怒伤肝或郁结伤脾，痰湿流注或金伤血瘀，产后恶露致血浊内凝……凡此种种，皆可导致流注。

而不管属于哪种情况，其基本病机又都是上述某因素导致了气血凝滞。

"凝"则经脉不得舒展,"滞"则经气不得流动,所谓不通则痛也。至于流注,有痛,有不痛,有虽痛不甚,有痛而剧烈者,又因其成因不同,或流注部位不同,或肿硬情况不同所致。如因寒邪所袭,经脉挛急,其痛必甚,或流注留结于筋骨之间,其痛亦甚。而这类患者外观可能仅有微肿或完全不肿。

疾病之奇,也许是永无穷尽的。而只要坚持辨证论治,不断开启新的思路,必能拨开层层迷雾,逼近其本质,从而找到有效的治疗方法。本例就是在发掘过程中加以改进而获效的。这个两度治疗的失败和艰苦求索的过程,其实就是锻造制服病魔利器的过程。

锻器破坚法是因为对现有疗效水平不满意而提出的,它首先要求对干扰疾病认识的诸多因素一一加以祛除,从而将疾病的病机本质加以充分揭示,这一过程在思维学里叫作除虫思考法。

在考虑对事物进行改进时,人们一般都着眼于事物的现状,考虑有无办法对现状做些改进,有无可能想出再好一点的主意,以及不能达到理想状况,究竟是因为缺少了什么。照这样的方法找出障碍所在,就把障碍当作花果上的虫子,考虑有何办法除掉虫子。通过去掉虫子使花果茁壮,亦即使需要改进的事物达到理想程度。此法虽较费时,但不至于考虑不周,发生遗漏,而且即使获得的答案与顿悟同,却具有深入明了事理的特殊作用。

这种方法也是一种"不满图新法",即对事物,有意识地找到它的不足之处,加以改进或完善。它看似简单,其实不然,因为人们对自己所熟悉的东西,往往会有惯性心理。由于司空见惯而"顺眼""顺手",以为这个东西本来就该是这个样子,永远都不必改动。很多并不疑难的疾病成为"疑难",其实,就是因为临床医生普遍具有了这种思维习惯而造成的。显然,通过不满图新,打破这种思维习惯,必将使一些"疑难"病不再疑难。而除虫思考法则是"不满图新"的操作程序和具体做法。

以慢性肝病为例,它是一种难治性疾病,要提高疗效必须做深入分析,找出问题,并寻找到相应对策。通过长期观察研究,我发现血瘀为其基本病机,其初瘀在经,久瘀入络,终则穷必及肾。因此,活血化瘀应贯穿其治疗之始终,且需要在早期即放胆使用。而需要注意的是,肝作为"刚脏"宜柔,作为"血脏"宜养,不可太过戕伐。那么,怎样才能准确掌握呢?通过进一步观察,我发现在其证偏实还是偏虚的判断上,参考检验报告,可协助掌握。若舌淡而蛋白倒置者，多属阴血亏虚。若舌苔黄厚，胆红素、转氨酶高者，多属湿毒热邪内蕴。

当我们了解了这些情况后，疗效可能会有一些提高。但肝脏的特殊性，对具体用药有许多特殊要求，而有的症状又只有某些方药才具特异针对性，这就要求再进一步掌握。

如大黄的排毒活血作用，对肝病就具有这种特异性，可用于初、中、末各阶段。炮穿山甲（现已不用）降球蛋白，升白蛋白。鳖甲合土鳖虫养血化瘀。白术健脾利水而用有考究：当苔厚腻、大便溏而不爽时，用生白术以温燥化湿；当舌质胖色淡、齿印深时，用炒白术以健脾利水；在轻度腹水时，重用白术合莱菔子以利腹水。

我们在解决了这些问题后，疗效又会更好一些。而肝癌或肝硬化中晚期后，可出现多种并发症，若不加以解决，会加速病情恶化。如顽固性肝郁泻，用乌梅丸合痛泻要方；重症鼓胀，腹胀如鼓，青筋鼓露，脐眼外突，二便不通，面色黧黑，形瘦骨立时，用大剂量熟地黄，加枸杞子、山茱萸、炮附片、肉桂、仙茅等补下以启中；阴竭阳脱者，以炮附片、肉桂，配西洋参、生地黄以护阴固阳……

我们这样一一拾除"虫子"后，慢性肝病的疗效显然又会得到进一步提高，但这并不是就没有再改进提高的空间，因为所提出的各种改进法，未必都完美。不仅需要进一步改进，或许还有更优于它的治疗方法，等待我们发现。而正是在这种不断改进、不断发现的过程中，我们最具特异性的破坚利器会一件件地得以锻成。

除虫思考方式的运用，需常存"挑剔"之心，常有改进之想，这样才能准确地找到隐藏的"虫子"，而后采用不同方法有效地加以祛除，以达到不断提高诊疗水平的目的。

第四章 顽证辨治研究

十三、铲根除蔓法——谈类比思维

铲根除蔓法强调注重根蔓关系。根决定枝蔓，枝蔓反映根。而根蔓又有三种情况：一为根所生出的枝干、叶蔓，它直接产生于根，依附于根，反映着根的情况，与根的联系是直接的；第二是外物寄生于枝干之上的，它与枝干看似一体，而实非一物，但是因寄生体与被寄生体之间有着一些特殊关系，因而常常同时出现，这是一种间接关系；第三是其他藤蔓攀援生长、交织缠绕其上，看似一体，而根本不相干，只是在某些情况下同时存在，并且互相产生一些影响罢了。这些根蔓关系与某些疑难病临床发病情况极为类似。

疑难病症中的顽证或病情复杂、波及面广的一类，在本病之外，不仅每有并发症、继发病陆续出现，而且身体的原有宿疾或潜在的其他疾病可能被引发或加重，导致主病引起多种纷繁见症，并诱发宿疾，形成复杂局面。这种局面与上述根蔓情况完全相同，因而用"根蔓论"来分析和认识这类病症，可以收到条分缕析的效果，用以治疗也可收到明确主攻目标、指导合理治疗的效果。因而，可将其作为诊治疑难病的一大法门。

如胃癌，其可见到的上腹不适、胀痛感、食欲不振或恶心呕吐、嗳气、进行性消瘦、腹部包块等为其枝。其不同情况的转移所导致的淋巴结肿大、腹水、浮肿等则酷似"寄生枝"。而此时若某患者身上原尚有偏头痛或风湿性心脏病等任何其他病症所导致的症状，则可视作"攀援藤蔓"。

又如流行性感冒，其畏寒、高热、头痛、乏力、全身疼痛、咽痛、咳嗽等为病之"枝"，而喘咳、气促、唇绀、舌暗、咯血、心悸，或高热不退、谵语、抽搐、神志昏迷等则为"寄生枝"。而若某患者原患有慢性肝炎或慢性胆囊炎等，被导发的症状则是"攀援藤蔓"。

将这一类比运用到临床具有十分重要的意义。它较之标本治法，有着更为具体的可操作性。在当代以辨病与辨证相结合为诊疗模式的大趋势下，铲根除蔓法既可在上述"病"的辨治中发挥辨析作用，更可在"证"的辨治中发挥更为具体的辨证作用。

如曾治一 73 岁老翁，其出现全身无皮疹性瘙痒 20 余年，并有腹泻、头昏，常有飘浮欲倒感。曾 3 次住院被诊为"非特异性结肠炎、心肌缺血、脑动脉硬化"等病，经中西医治疗而无效。

来诊时患者全身皮肤瘙痒，尤以夜间为甚，头昏，行走有飘浮感，腹鸣便稀，日三四次，面萎黄少华，憔悴无神，全身皮肤松弛，遍布抓痕，脉弦，舌质微暗，散见点片状乌黑斑。

本患者病程特长，符合久病多瘀；奇痒难耐，符合血燥风盛；老年患病，每多气血运行迟滞，兼虚夹瘀，符合脉络失养；其舌呈暗片状更为瘀血明证。据此可将之辨析为：气血亏虚，皮肤失养，脉络瘀阻，瘀血生风致瘙痒；脾肾亏虚，肠络瘀阻，运化失司而致泄泻；精血亏虚，血脉瘀阻，清气不升，脑失充养而致头昏。证属气滞血瘀，予血府逐瘀汤加味。服药当晚睡至子夜，头皮突然奇痒难耐，不断拍捶揉搓，但都无济于事。其瘙痒程度为 20 年所未遇。幸好仅一二分钟即自行停止，而自此以后肤不再痒。及至服完 2 剂后，全身瘙痒竟完全消失，患者欣喜若狂地说，20 年缠身的痛苦，没想到服 2 剂药就这么好了。由此，患者提出另一要求：治疗腹泻、头昏。此二症与皮肤瘙痒几乎同时存在，因较瘙痒能忍受些，又怕述病太多，医生用药不专，影响止痒，故常在就诊时稍稍提及，而主要要求止痒。多年来，止痒完全无望时，也曾专门以泄泻、头昏为主证各处求治，并保存 10 多年来服过的一大摞处方。细检诸方，均为健脾燥湿、祛风涩肠、温阳益肾、补气导滞之品。二症既均为瘀血作祟，仍当用活血化瘀为治，遂于原方去所加之虫类药，并小做加减。服药 2 剂，大便由日 4 次变为 1 次，且已成形，头昏、飘浮感大减。腹尚有微鸣，冷感，病已近愈。用上方 3 倍剂量为丸，继服 1 个月。后随访，所患 20 余年之三种痼疾，尽得荡除。

这是采用铲根除蔓法而获奇效的成功典型。其身患瘙痒、泄泻、头昏，无论在中医学还是在西医学里，三病都是风马牛不相及的。从发病情况看，三症难分新感宿疾，亦无从辨析其标本关系。而采用铲根除蔓法，在确诊了其"根"为血瘀后，理清了三症均为血瘀所直接生出的"枝蔓"，症状虽杂却既无"寄生枝"，也没有"攀援枝"，因而只需铲根而不用旁顾，果一方而收根除枝蔓之效。分析这例患者病程20年，历经中西医长期治疗不效的原因，首先是辨证不准确，没有认识到瘀血为其病之根本。这样，当然就无法辨析根蔓关系了，以致在治疗泄泻时，将本为瘀证之"根"所直接生出的泻与昏等"枝"，做各种另类处理，导致久治不效。

案一　尿失禁

欧某，女，60岁。8年前行胆囊摘除术后开始终日倦怠神疲，多方求治好转，而记忆力自此大幅度下降。5年前开始尿欲排却不出，而起身后即全部自遗，并逐步加重至白日完全失控，夜间转正常。外阴瘙痒，先后在某大学附属医院、某军区总院等多家医院住院治疗，诊为"腔隙性脑梗死，多发性硬化，脑萎缩，外阴白斑"等多种疾病，而治疗仅在输注大量泼尼松后，尿失禁可暂缓解，其余用药全无效果。也曾在某省中医院住院治疗，服中药数十剂无效。

近2年除尿失禁外，患者还出现夜不能眠，常半夜起床或觅食或沿室乱走。白日亦有不宁多动现象，但却默然少语，面呈强笑态。

来诊时除上述见证外，白日尿完全自遗，夜里排尿三四次，基本可控，四肢厥冷，唾液多，外阴瘙痒。面色赭红，强笑状，眼周黧黑，脉迟而沉涩。

诊为尿失禁。辨为肾阳虚损，肾失摄纳，痰瘀阻络，脑失充养。

处以右归饮加味，处方：

炮附片20g	肉桂10g	山茱萸15g	杜仲12g
熟地黄30g	山药30g	枸杞子30g	鹿角霜20g
桑螵蛸12g	益智仁10g	白果15g	黄芪30g
菟丝子20g	芡实30g	肉苁蓉20g	锁阳15g

水煎服，日服1剂。

另用成药血府逐瘀片，每日3次，每次4片。

上方坚持服完25剂后，小便已能控制，排尿较为正常，手足转温。外阴仍痒，大便秘结，尚多动。改用：

山茱萸20g	杜仲10g	熟地黄30g	山药30g

枸杞子 30g	大黄 6g	黄芩 10g	沉香 6g
桂枝 10g	防风 10g	礞石 15g	防己 10g
生地黄 60g	炙甘草 10g		

上方服用 12 剂后，小便失控得止，一夜可安卧而不起，与人能正常述说交谈，也较能安静不动。面色赭红消退，强笑状消失，行走步态较稳。

予上方去防己地黄汤，加鹿角霜、锁阳、肉苁蓉，嘱再服 1 个月，以求巩固。

本例患者之"根"在肾之精气俱亏。其尿失禁为肾气虚而不能摄纳，默语多动为肾精亏虚、脑失充养。其尿失禁、默语多动等乃肾精气俱亏所生之"枝蔓"，而面色赭红所反映的血瘀证则为其"寄生枝"。

至于外阴白斑，是其原有宿疾，因此是其"攀援藤蔓"。由于紧紧抓住补肾填精的总治法，铲掉了肾精气俱亏这个"根"，因而诸症得除。

方中曾加用防己地黄汤，是针对其不语好动等精神症状。加用礞石滚痰丸，乃因瘀常夹痰，久病多痰，以及好动可由胸中痰热所生。而这些都在于助力以铲根除蔓。

至于"攀援藤蔓"在未加重主证或主证并未促其加重时，不一定必须兼顾，以免药力过于分散，这就是治疗时对其外阴白斑未做特殊处理的原因。

案二 手足麻木

庄某，女，55 岁。发现手足麻木近 3 年。初时未治，一日忽然阵发心慌，视物模糊，昼夜汗多。急送往某市医院，先以感冒治不效，又以更年期综合征治也不效。住院期间症状日重，渐吞咽困难，喝中药也难吞下，并出现呼吸间歇性停止，意识模糊，急转往某大学附属医院，其时出现呼吸麻痹，经切开气管抢救缓解。后经核磁共振、腰椎穿刺等一系列检查，诊断为"多发性硬化症"，以大剂量泼尼松治疗病情稍见缓解。

来诊时患者四肢麻木，浮肿，疼痛。严重时全身均痛，头昏，双目昏花，视物模糊，气短难续，并因此而言语困难，双膝以下冷感明显。脉濡缓，舌苔黄厚。已连续服用泼尼松 2 年多，至今尚每日服 17.5mg。

诊断：麻木。

辨证：元阳亏虚，阳虚失运，湿浊郁阻。

处以金匮肾气丸加味，处方：

炮附片 20g	肉桂 10g	熟地黄 30g	茯苓 20g
山药 30g	山茱萸 10g	泽泻 30g	牡丹皮 10g
雷公藤 10g	黄芪 30g	蚂蚁 30g	威灵仙 20g
薏苡仁 30g	淫羊藿 20g		

水煎服，日 1 剂。

上方服完 15 剂后，麻木大减，肢体浮肿大消，疼痛亦明显减轻。肢、指尚有僵硬感，头昏、视力差。而原气短致语言难以接续的现象已完全消失。上方去蚂蚁，加乌梢蛇 15g、蝼蛄 10g。

服药 5 剂后全身轻松。因家庭经济困难停药，2 个多月后又感全身软弱无力，夜间时有心慌感。又予上方，服完 5 剂后，诸症均明显减轻。以后或因他病，或为巩固上证疗效，断续来诊，而其麻木，一直未再发作。

多发性硬化症是一种与遗传、感染及免疫因素相关之疾病。麻木与视力出现障碍，以及软弱无力、发音困难、意识不清、不能清楚地思考问题等，是其主要临床表现。其中遗传与免疫都反映了自身先天禀赋特异。

而其主症麻木则与体质亏虚、气血不足紧密相关。其余的视力障碍、软弱无力、发音困难、思维故障等无不与精血、精气之亏虚相关。

因此，本例患者从本质上讲属于虚损。治疗当培补元阳、激发阳气为治。其所有症状表现都是肾之元阳亏虚这一病"根"所生出的"枝蔓"，而只有水肿当作另议。

本来肾阳亏虚也是会出现水肿的，但本例患者是服用泼尼松达 2 年多，至今仍服用着较大剂量者。而水液潴留是该药久服的一大副作用。患者出现与一般虚损症不同之脉濡苔黄表现，就是明证。因此这例患者之水肿具"寄生"性质。

治疗之法遵铲根除蔓法，紧紧抓住肾阳亏虚这个病"根"。肾为先天之本，抓住肾也就直切其先天禀赋；肾为元气之根，抓住肾也就抓住了从根本上愈病之策；肾为水火之脏，藏精、生髓、主骨、通脑，抓住肾则精血上注而能视，精气上充而不昏，髓充而不软，骨强而不痛，阴阳营卫得充而麻木止，不治诸症而诸症自除。这里温阳除湿而令肿消，不仅体现了"寄生体"与"被寄生体"之间的特殊病理关系，同时也说明在很多情况下，它们是可以在"铲根"

的同时都得到解决的。

将铲根除蔓同疑难病辨治法进行对照思考，是借用了思维学中的类比思考法。

类比思考法是指把两个或两类事物进行比较，并进行逻辑推理，推出两者之间的相似点和不同点，然后运用同中求异或异中求同的思维方法进行发明或创造。它具体表现在两个方面。

一是发现未知属性，如果其中一个对象具有某种属性，那么就可以推测另外一个与之类似的对象也有这种属性。如我们走在野树林间，常见一些树木上长着寄生物，它们原非一体而却集于一身，而这种非一体而集一身的现象又有其规律性。这与人体患某种疾病，发展到严重阶段时常常出现的该病以外的规律性见症十分相似，它们相伴相生，而这种关系又非本质上的一种病，借用"寄生"原理可以较明确地认识这种关系。

第二，是把一事物的某种属性应用在与之类似的另一事物上，带来新的认识。本文将藤蔓攀援物与患某病时被引发的宿疾和被激发的潜在疾病类比，就是要教人清楚地认识，看似交织缠绕的一体，实则根本不是一种病的本质。

而我们在运用类比推理时必须明确它是异中求同或同中求异的方法。客观事物的相似性和同一性，使类比方法有可能获得正确的结论；而客观事物之间的差异性，又使类比方法的结论常有或然性。如果根据两个事物具有的相似性进行类比推理，推出的属性刚好是它们的差异性，结论就会错误。

另外，类比推理的逻辑根据是不充分的，它以两个对象的某些属性相似或相同为前提，推出其他属性也相似或相同的结论，前提与结论间没有必然的联系，这就决定了它是一种或然性推理。而明确这些的目的，全在于更好地运用。

因为这一切并不影响类比的实用价值。这不仅是因为科学假说具有科学性和推测性两种属性，更在于类比思考法把世间万物都囊括在了思考范围之内，因而在自然科学以外的其他领域一样具有广泛的使用天地。

如春秋时的晋灵公花巨资建造一座高台，并下令谁劝阻即杀谁。在众大臣都缄口不言时，荀息上书求见，灵公让武士张弓搭箭，意在发出警告，若敢劝阻必招射杀。而荀息见面后却说，自己学到了一个杂耍，想表演给灵公看。灵公十分高兴，荀息将12个鸡蛋一层层上累，并在上面放上9枚棋子，灵公看得心惊气促,直言:"好险!好险!"这时荀息才说,比这险的事情还有呢,随即开始劝阻。

荀息这里将堆累之蛋随时都有垮下打碎之可能,比喻灵公之危,犹累卵也。用两个事物的相同点,达到了使对方信服的目的。类比思维的这种普适性,能大大拓展我们的视野、开阔我们的思路,帮助我们借已知物认识未知物,借可见物认识不可见物,借清晰物认识模糊物,借近身物认识无边物,从而帮助我们获得新的发现。因而类比思考法是创造学领域里一种重要的思考法。我们需要的是将类比推出的假说进行实践验证,而后加以确认。人类许多重大的科学发明,其实就是在这样的过程中获得的。

中医学理念以中国古代哲学为基础加以构建,以天人合一的视野和方法对人体生理病理和疾病现象进行研究,以因发知受为对病因的认定,反映了类比方式是其整个学术理论体系的基本思维方式和重要学术特征。

而将"心者,君主之官,肺者,相傅之官"等,作为对脏腑功能的表述;君臣佐使,作为对方剂组成法则的表述;治外感如将、治内伤如相和乱世用重典作为对方药使用原则的表述;木火刑金、土虚木乘等作为对病机的表述;滋水涵木、以风胜湿等作为治法的表述;闭门留寇、抱薪救火等作为对错误治法的表述;提壶揭盖、逆流挽舟等作为对一些特殊治法的表述……

凡此种种,说明了类比法在中医学中无处不在的具体运用。凭借着类比思维,中医学达到了不依靠实体研究而能深刻认识实体的目的。可以认为,中医学能成为当代科学大观园里的一朵奇葩,获得许多远远超出时代水平的认识和发现,与其采用的包括类比思维在内的独特思维方法有着深刻的内在联系。

十四、祛兼除夹法——谈直觉思维

祛兼除夹法是一种首抓重心而又周全地把控全局的治法。

疑难病症常多为病程绵长、症状繁多、病情复杂,因而除主证外,每多兼见证或夹杂证。兼证指主证之外,同时还涉及某证,乃至几证并见者。如痰厥复有呃逆病,风眩复见胃疡、肝痞等。夹证指掺杂的某些见症,它们或为主证所派生,或为另见的症状。如长期泄泻而又身重浮肿的脾虚夹湿证,中气虚弱而又腹胀痞满的气虚夹滞证等。辨治疑难病症时,在紧紧抓住主证的同时,妥善地处理好兼夹证，常常会收到在解除主证的同时，其兼夹证也同时痊愈的效果，从而对患者病体的全面恢复发挥重要作用。

这需要首先确定主证，而后辨析哪些为兼见证，哪些为夹杂证。因为兼见证多为与主证同时存在而却是另一病证者。对它们的治疗属兼顾性的，在主证严重时甚至可以暂时不管，或仅遣药兼顾。

如曾治一尿频不畅而又齿龈出血者。患者前阴有莫名难受感，尿频、尿少，每次仅 3～5mL，伴心慌，齿龈出血，如是已一年半。患者辗转于多所大型医院，做包括前列腺液培养等各种检查，也未能做出诊断结论，而所用中西药均无任何效果。

患者脉迟细，舌有齿印，舌色淡，面微暗少华。这是一例肾阳亏损、气化失司的患者。而其齿龈出血则为湿浊郁阻、久蕴生热所致，属尿频急之兼见证。《素问·标本病传论》对疾病先后治法举例中明确提到，凡大小便不通利的，应当先治其大小便，其齿龈出血可稍后解决。于是以肾气丸合当归贝母苦参丸加味，服药 3 剂症减，9 剂小便正常。而后前方去当归贝母苦参丸，加仙鹤草、旱莲草类，数剂而出血止。

至于夹杂证，很多时候本身就是主证的派生，由主证相同病机所导致。随着主证病机的解决，夹杂证也就随之得以消除。

如一老年女性患者，腹痛半年余，以脐左侧为甚，终日隐痛不断，在阵发性加重时不能平卧，必须坐起或俯压，并感腹部跳动。患者于某大学附属医院检查，发现肝内有多个小囊肿，右肾囊肿，经肠镜、彩超等检查，另无阳性发现，而历经中西医治疗，疼痛却毫不减轻。

来诊时除疼痛外，还明显感到纳呆，不想进食任何食物。这是一例少阴虚寒、虚劳里急之证，其纳呆乃脾胃不健所致，属主证之派生证，不必另做处理。于是遣用真武汤、小建中汤合吴茱萸汤，服药 3 剂疼痛大减，而尤其令患者全家欣喜的是患者纳食大增，每顿饭食从原来不到一两增加至一大碗，睡眠等亦随之好转。患者连续服药 9 剂，疼痛全止，纳食及精神均转正常。

在祛兼除夹时，从方到药的遣用也需要掌握一些执简驭繁的方法。首先是从方的角度，可用复方加减法，即在治疗主证的方中加入一二味药，实即合入了另一个方。

如一个面色㿠白、脘膈不利、腹胀呕吐之脾虚夹痰患者，用六君子汤以治，而其又夹泄泻腹冷、手足不温，这时只需加一味干姜。药仅一味，而与原方中已有的参、术、草配合后，实即加入了理中汤，成为六君子汤与理中汤二方的合用。

而从药的角度，即要求尽量选用针对主证而对兼夹证也有一定作用之药。如治疗高血压，又兼有血脂高、大便秘结者，加用决明子；兼有肿块或失眠者，加用牡蛎。又如风湿痹痛而兼见黄疸者，加用秦艽；兼见水肿者加用防己等。

案一　尿血

金某，男，67岁。1个月前发现肉眼血尿，后或呈肉眼血尿，或反复多次查均为镜下血尿，并见纳呆而不知饥、便稀黑、夜尿频等。曾行CT检查，考虑为左肾上极高密度、复杂性囊肿或肿瘤，右肾中盏结石。辗转于京城及某大学附属医院等多家大型医院诊治，先后疑为血癌、亚败血症、肾癌，而治疗后血尿从未间断，其他症状也无减轻。

多年前因肾结石，患者服排石汤过久，致尿失禁、左足跟底痛，服八味肾气丸得止。2年前曾持续高热2个月余，体重下降近40斤，伴右膝痛，皮下出血，诸治不效，后入四川大学医学院附属医院经多科几次会诊，诊为成人斯蒂尔病，嘱防止感冒，勿乱服药。

来诊时尿检：红细胞 0.3069×10^{12} 个 /L，白细胞 1.386×10^9 个 /L。患者神疲，纳差，夜尿频多，终日无饥饿感，便稀而黑。脉细，舌苔薄黄，面苍黄少华。

诊为尿血。处以归脾汤合金匮肾气丸加味，处方：

黄芪 30g	白参 12g	炒白术 12g	当归 10g
炙甘草 10g	龙眼肉 10g	山药 30g	大枣 20g
炮附片 10g	肉桂 6g	熟地黄 30g	山茱萸 15g
牡丹皮 10g	泽泻 30g	茯苓 12g	阿胶（烊）10g

嘱停用尚在滴注的青霉素等所有药物，只服上方，水煎服，日1剂。

服完3剂，查尿中红细胞消失，仅有少量白细胞。患者欣喜不已，治疗信心顿增。续方服完15剂后，查小便无异常指标，纳食健旺，精神好，脉已由细转平，令坚持再服。后中途虽感冒发热半个月，停用上方，感冒愈后再查小便，仍然正常。患者前后服上方近 40 剂停药，观察 1 年，全身情况健如常人，多次尿检均为正常。

尿血在《黄帝内经》里称"溺血""溲血"，书中曾两次提到，《金匮要略·五脏风寒积聚病脉证并治》表述为"尿血"。而《黄帝内经》和《金匮要略》均以热而致病论之。后人也多持同样看法，并将尿中混血之痛者归于血淋，不痛者归于溺血。

该患来诊时尽管已历经多所大型医院诊治，而诊毕我几乎未加细细推敲即采用了上方。得效后反观其曾经久服排石汤而致尿失禁，并以八味丸治愈，可见其肾阳素有亏损。纳呆神疲、长期便稀为脾气亏虚，久经中西诸法治疗无效，猜测可能是视线集中于尿血，治法囿限于止血。因此我的直觉认定了这是一虚损之证，而尿血仅是其突出表现于临床的一大主症。

换言之，虚损是本，尿血是标；虚损是证，而尿血仅是症。虚损又称虚劳，为脏腑亏损、元气虚弱而致。

仲景在《金匮要略》里立专篇以论，列举了亡血失精、阳虚寒胜、阴虚阳浮，以及风气百疾、瘀血内结等多种证型的治法，着重推出了温补扶正以祛邪的多首治疗方。

后世虽代有发展，而辨证着眼点总以阴阳气血为纲、五脏虚损为目，治疗总以"劳者温之，形不足者，温之以气；精不足者，补之以味"为基本法则。

将本病辨为虚损，从视野上跳出了尿血的局限，病机上反推出其为肾阳虚失于固摄、脾阳虚失于温统。而这一系列认识，其实很大程度都是获效后思维的逻辑反证。它体现了直觉思维在临床的应用地位，也说明这类越过逻辑环节的思维方式，最后却可以通过分析法进行验证，并回到逻辑思维的轨道上来。

现在，我们来看看本案的兼夹证。其终日全不知饥等症，看似与尿血无关，实均由脾气虚影响到胃，导致腐熟运化功能障碍，所以采用劳伤理损之法，抓住补益脾肾阳气这个根本，使尿血这一主证得止的同时，其兼证也自然得以祛除。而其便黑，乃为消化道慢性出血，造成的原因仍然是脾虚不能统血，而补脾则可统血，故也不用专事止摄而可得止。

在疑难病多症纷呈的情况下，理清各种症状的来由，从根本上进行调治，不被兼夹之诸多见症干扰视线，始终保持药力的高度集中，可以说是辨治中的一个重点。

案二 红斑蝶疮

魏某，女，29 岁。3 年前发现双颧出现小红斑，逐渐加深扩大，不痒，并开始脱发。遂赴某大学医学院附属医院诊治，检查发现红斑狼疮细胞，拟诊为盘状红斑狼疮，经用干扰素、美仑试剂、氯奎等西药治疗，似小有效果，而刺眼之双颧蝶斑不仅不减，反日渐加深。

目前双颧红斑大如乒乓球，高出皮肤，色深红，严重脱发。此外，纳食不佳，月经量极少，每次后延 10 余日，伴经行头痛，遇冷即感冒，且自幼全身近乎无汗。六脉细而无力，舌正常。唇色浅黑。

诊为红斑蝶疮，随即书以下方：

川芎 12g	当归 12g	白芍 30g	生地黄 30g
雷公藤 10g	蜈蚣 2 条	忍冬藤 30g	蜂房 10g
炙甘草 10g	土茯苓 30g	赤小豆 30g	草红藤 30g

水煎服，日服 1 剂。另配成药血府逐瘀片同服。

服完 4 剂，红斑大退。患者始料未及，十分欣喜，要求再服前方。又服 14 剂后斑退，皮肤光平，仅余明显色素沉着，脱发亦大减。患者坚持服上方 3 个月，斑色更浅，脱发全止，月经准时，经行头痛亦止，仅经量尚少。后因故改用其他方几剂，患者不适，立即改用原方后又逐步向愈。

治疗半年，患者再到原经治医师处复查，免疫指标正常，肝肾功能无异，原医师认为十分有效，叮嘱患者返回继续服中药。

经用上方，兼顾兼夹症小做加减，如针对月经量少、色黑加用凌霄花，针对自幼无汗加用麻黄，针对脾虚纳少加用参、术、大枣，针对天热斑赤加重而加用水牛角、牡丹皮等。

患者治疗 1 年零 4 个月，诸症完全消失，面斑之色素沉着彻底消散，体质亦明显增强，不再遇冷即感冒。嘱停药观察。

迄今已 3 年，未再复发。

红斑蝶疮是因阴阳不调、气血失和、风热蕴肤、气滞血瘀而致的一种皮肤病，因而抓住调气血、化血瘀、祛风热，即抓住了根本。

本方除中途随症小有加减外，一用而到底，持续服用年余，患者顽固的红斑蝶疮不仅完全得以荡除，其月经不调、经行头痛、严重脱发、遇冷感冒及纳食不佳、自幼无汗等众多兼夹症也同时痊愈。

这里不仅说明疑难病兼夹症的处理，需要紧紧抓住主要病机，而不必面面俱到地分散药力的这个原则，而且也说明在遵循这一原则的同时，很多情况下分阶段、分主次、不失时机地加用针对兼夹症的方药，也是一种重要的治法，它对于推进整体疗效、促进疾病痊愈，具有积极意义。

以上两例都是在接诊伊始，即通过直觉思维而完成的。直觉思维是中医临床的一种重要思维方法。因为临床的各种思维，其实都是医生在自己临床经验的基础上，根据四诊所得的各种信息所进行的一种带有直觉性的创造性劳动。同样的资料在不同的医生经推理分析后，可得出不同的诊断，这在很大程度上是由于医生直觉的不同所导致的认识差异。而这种推理之所以不同，多是因为医者临床经验的不同。

20世纪70年代，有人摄制了一个精神病患者的录像，每放了3～5分钟停放一下，结果仅放3分钟时即有3/4的医生已做出初步诊断，而且越有临床经验的医生，得出这种诊断越快。

这个实验说明，初步诊断的取得，并非在占有全面资料的基础上，再经逻辑推理、层层递进而成，而是在经验形成的心理定式的基础上，遇患者的现状与头脑中潜在牢固的有关某病某证的模型吻合而立即做出的判断。

可见，直觉是以经验为基础的，而经验是日积月累的知识和经历在记忆中的沉淀。如果一个医生的经验不足，那么他对病证的临床直觉则很难准确，乃至压根儿就不会出现直觉思维，当然，更难随即从头脑中"跳"出正确的应对方药。因为从临床实践过程看，直觉其实是医生对自己已知的诸多答案所进行的一种无意识的选择。

经验为直觉的基础。而所谓经验，其实在医生临床时主要表现为一种心理定式。由心理定式引起的习惯思维，表现出既能促进诊断，又能导致误诊的双重作用。因此，能否恰当地运用临床经验，便成了临床成败的关键。

如一个小便淋沥不断、渐致排尿不畅、进而滴沥难出的患者，延请某医，久治而效果不显，后查为前列腺严重增生，前医更以"器质性肿大"难以药治做定论，推掉患者。

患者只好转求外科手术切除，切下增生物50g后小便通利。而不久又发，只好再切，如此反复手术 4 次，不仅原症越来越重，更严重的是每次间隔时间愈来愈短，其中一次仅隔 4 个月，且术中发现输尿管狭窄，术后茎中火热疼痛，腰骶胀痛，每于小便时必须蹲下方可排出。

由于害怕再度手术，加上症状折磨，患者终日惶惶，心情郁闷，情绪日益低落，多次找前医设法服药解除痛苦，而该医却认为术前已是器质性病变，内服中药无法解除，现屡经手术，原病复加新的创伤，更无法服药解决，坚决拒治。

显然，这位医生在最初拒治此患者时，是由于疗效不好，头脑中形成了内服中药不能消除器质性病变的经验，并受其主使而推却。后拒治此患者时，其思维既是以前经验为基础，又将新采集到的几次手术治疗信息用以巩固和增显了这一经验，从而导致了临床的误判和不作为。

我在接诊这个患者时，很快将其确定为气滞血瘀证，遣以血府逐瘀汤加味，服药仅 5 剂，小便即能通畅排出，其他临床症状亦消失。前后仅服药 10剂，不仅诸症消失，而且停药至今已 6 年，未再复发。

对其诊治，表面看来，是一次无意识的选择，其实，思维中含有两个经验模型：一个是"器质性病变"内服中药可以消散或消除；另一个是瘀血证模型。接连手术必致血瘀，日益担忧又会产生气滞，气滞复又加重血瘀。血瘀而致经络阻塞，阻塞而致凝滞，凝滞而复促其壅肉赘生。这是此经验模型的内涵。

这种认识不仅决定了组方，也决定了对长于祛瘀散结的穿山甲珠、长于软坚透达的皂角刺、长于利气散结的白芥子和长于抑制机体肉状物异常增生的败酱草等药的加用。而这一系列思维活动，就是在短短几分钟的时间里完成的。

其实，每个临床医生在绝大多数的时间里，都是在这样处理患者。人们常说医学是一门实践性很强的学科，有的甚至说中医学是经验医学（除了与实验医学相区别的含义外），说明经验于临床之重要，而以其为基础生发的思维方式——直觉思维在临床中的地位和作用当然也就不言而喻了。

但是，每个医生的经验又都是从有限的医疗实践中总结出来的，因而，不可避免地存在着片面性和自限性。被拘泥的自我经验一旦成为临证思维的主导，便会形成一种思维惯性和惰性。在这种定势支配下，医生对新知识、新观点产生"排斥反应"，自觉或不自觉地选择自己熟悉的疾病现象，而忽视经验外的症状和体征。因而，经验又是临床误诊误治产生的重要原因。

以经验为基础的直觉思维，被认为是迄今为止，人们对其认识最为不足的一个课题，因为它是一个极为复杂的心理现象。而我们任何一个临床医生都在运用，因此，对其进行深入理性认识，是非常必要的。一般说来，直觉具有如下特点：

1. 突然性。在一经接触认识客体时，认识结论无意识地即刻"涌"上心头。如上述案一之尿血，刚一诊毕，一个虚损劳伤、失于固统的认识结论即清晰地呈现在面前。

2. 整体性。它不像分析思维那样，把对象分解为若干小部分，而后再按由简到繁、由浅入深、由易到难、由具体到抽象的循行思路来完成，而是对客体呈现出一种总体认识。如上述案二，在颧部红斑外，还另有五大主症，即严重脱发、月经量少、经行头痛、纳食不佳和极易感冒。若按分析思维，进行逻辑判断则不可谓不复杂，而实际是我在临床中通过直觉思维立即做出了瘀血阻滞、蕴久成毒的判断。

3. 直接性。主体根据自己原有的认知经验，对问题做大胆假设，直接深入问题实质，并随即做出最后结论。如一年近70岁之男子，因肛门坠胀来诊，我通过整体观察，立即做出直肠癌的诊断。入院后虽然外科、肛肠科都难以确定，而通过多次检查，最后仍确诊为直肠癌。

4. 跳跃性。在提出假设时，思维是试探性的，并无固定路线或固定方向。如一手足麻木逾月者，无其他不适。而麻木形成之病因病机较为复杂，纵然从最高层面概括来看，也有虚实两端。而此患者却除麻木外，无任何辨证依凭点，于是只好以"麻木不出营卫，而营卫即气血"论治。以十全大补汤试之，果3剂见效，10余剂而愈。

5. 或然性。由于直觉思维是以个人经验为前提的，而经验不仅常常具有正误差异，而且每个认识主体还存在着经验丰富和经验缺乏的差别。因而，同一事物可能存在不同的直觉思维。这是在同一患者面前，不同医生会开出不同处方的一个重要原因。

6. 待检性。直觉思维具试探性质，因而其结果还需接受实践的检验。如上述案二初诊治疗后可以见到一直稳步改善，中途因故改用他法治疗，病情随即出现波动，立即改回初诊方后迅速好转，从而反证了初诊直觉的正确。不仅如此，直觉思维在证明正确后，还应该用分析方法进行逻辑验证。如案一在收到良好效果后再进行的辨证分析。

直觉思维的上述特点，本来已经决定了它在医学临证思维中必然居于应用率最高的地位。而临证时，每个医生又都是在限定的情况下进行诊治的，这就更加突显了直觉思维的应用地位。

这种限定表现在以下 3 个方面：①对象的复杂性。人体本身就是极具谜团的生命个体，而疾病种类更是成千上万。有人统计，近几十年新发现的疾病有上万种，仅遗传疾病已达四千多种，临床症状则高达 10 万种。面对这样庞大的认识客体，任何人都不可能精确把握。②临床时间的紧迫性。每接诊一个患者，都需在数分钟或十余分钟内完成，这只能依赖调集经验库存才能对应。③资料的不完备性。临证时除极个别患者外，要等到所有资料毫无遗漏地提供后再予处理，几乎是不可能的，因而，只能通过直觉思维进行整体性判断。

直觉思维依经验而生，其上述的固有特点决定了它在医学临证时的作用和地位；而临床医学的自身特点，又决定了在很多时候必须仰赖直觉思维。这是临床的现状，也将是它的未来。

十五、以毒攻毒法——谈平面扩散思维

以毒攻毒法力专效宏、斩草除根的特殊功效，决定了它在临床的独特地位。而其作用面窄，注意事项特多，又决定了其使用严重受限的临床境遇。这种地位独特和受限境遇间的巨大差异，为我们提供了广阔的研究空间。

以毒攻毒法是一种历史悠久的治法，其始初是受"以类求其类"的哲学思想启发而提出的。故东汉王充在其《论衡》言毒篇中有"以类治之也，夫治风用风，治热用热，治边用密丹"的提法。

而"以毒攻毒"一词，在魏晋南北朝时即以同义词"以毒除毒"出现在书面上。如当时翻译佛经《乐璎珞庄严方便品经》时，翻译家们就有"犹为蛇所螫，以毒灭于毒。欲瞋亦复尔，亦以毒除毒，如人为火烧，还以火炙除"的译句，这里的"以毒除毒"，就是后世医家们采用的临床治疗大法之一的"以毒攻毒"法。

以毒攻毒指采用有毒的药物（临床多集中数味毒性较强的药物于一方），

以药之毒攻病之毒的治疗方法。它在对一些毒病、大病、危病、重病、难病和顽证的治疗中，有着无可取代的作用。

然而，近年来中药中毒屡有报道，中药毒性作用不仅引起了医学界的高度重视，甚至引起了全社会的广泛关注，以致对本身有一定毒性的中药的应用日益减少，年轻一代的中医医生更将之视为鸩酒，不敢稍做尝试。因而说以毒攻毒法有被湮没的危险，似乎并非危言耸听。

其实，中药有毒不是什么新"发现"，因为早如《神农本草经》，就已根据药物的性能和毒性的强弱，将 365 种药分为大毒、常毒、小毒和无毒几种类别。而仲景在《伤寒论》所出 113 方中，含有毒药物者竟有 54 方，共用有毒药品 14 味，即甘遂、大戟、芫花、吴茱萸、蜀漆、商陆、杏仁、巴豆、水蛭、虻虫、铅丹、附子、半夏、瓜蒂。

可见，临床用药是不避"毒"的。而现在我们所需了解和掌握的，是随着药理研究的深入，不仅对已知有毒药品的致毒机制有了新的认识，而且发现了一些原被认为无毒之品系有毒药物。目前已发现能够致死的中药达 20 多种。因此，正确的做法是，对已知有毒药物，遵循新研究发现所提出的标准进行运用，并对新发现的有毒药物在应用时加倍警惕。于此同时，将当代有关中药毒性的研究成果用以匡正、规范和完善经典的"以毒攻毒"法，而不是仅停留于知道哪些药含有毒成分、哪些药可致脏器损伤，并因此而因噎废食地放弃使用。

不仅如此，我们对以毒攻毒法的研究还需要深入进行。它不应仅停留于对"有毒药"的研究，甚至不应仅停留在这一治法内的研究，而应当借鉴、采撷和吸纳其他学科的研究成果，帮助理解这一治法的机制内核。

如美国《科学》杂志新近发表的一篇关于抑郁症治疗的新说，研究者发现，大脑受到不良刺激后，未患抑郁症的小鼠的大脑并不像之前认为的那样努力避免有害变化，而是经历了有害变化，并利用它们建立了新的健康平衡。

因为被刺激后的小鼠虽然产生了病理变化，却同时也激活了体内的特殊抗病潜能。被刺激后却没有抑郁的小鼠，正是通过保持两者的平衡才维持了正常。

根据这个道理，研究者使用人工方法，让抑郁症小鼠体内的有害变化达到一定程度时，发现其代偿机制被激活，小鼠的抑郁行为得到改善。这种一反着力扭转致病机制的传统治法，而把一种坏的东西变得更坏，从而诱发好的机制产生以缓解病情的治疗方法，犹如中医对病体反投有毒药物一样，研究者因此而称之为类似"以毒攻毒"的治法。

这一研究成果，其实是从另一个侧面对以毒攻毒法做出新的解读。那就是，以毒攻毒法是通过使用毒性药物刺激体内潜能，激活非毒性药物无法激活的、我们尚未明了的特异性抗病功能，从而发挥治疗作用的一种特殊治法。

然而，以毒攻毒法毕竟是一种有着许多使用特殊要求的治法，临床当怎样掌握其具体用法呢？对此，我总结多年临床经验，认为只要掌握好以下几点，就能既取得满意疗效，又可避免中毒现象的发生。

1.认准适应证，是防止滥用的关键。以毒攻毒法，一般用于以"毒邪"为突出征象、而其他治法又无效的顽证、重证，切不可随意扩大应用范围。

2.严格掌握剂量是防止中毒的关键。一般以《中华人民共和国药典》和教材为准，需增加治疗剂量时，应从小量开始，每次稍做递增。但应严密观察，并高度警惕蓄积中毒。

另外，还需要注意的是，毒性药品的治疗量和中毒量常常是相近的，且其敏感程度又可因人而异。

临床如何掌握其有效而又不中毒的剂量呢？古人提出了"若药弗瞑眩，厥疾弗瘳"的观察指标，意即以药到病所、发挥作用为度。

3.严格炮制和谨遵特殊要求。许多药物通过炮制可使化学成分发生改变，从而使毒性大减。炮制需按要求，未达火候，达不到减毒目的；炮制过度，则会减弱甚至丧失药效。有的药品用时有特殊要求，如雄黄不能见火，见火则生剧毒，须绝对遵守。

4.中病即止，并掌握好禁忌证。以毒攻毒法类似"冲击疗法"，不可久用。《黄帝内经》有"大毒治病，十去其六"和"衰其大半而止，过者死"的明训。因此，临床一见毒势已败，即不可再用，宜转用他法善后。此外，孕妇禁用，气血衰弱及肝肾功能差者不宜使用。病情确需者，宜通过调治后相机使用。少儿脏腑娇嫩，成而未充，一般不宜使用。

5.掌握配伍。以毒攻毒法的方剂配伍多有特殊要求，如升麻鳖甲汤用花椒，看似难以理解，实际是为了减轻方中雄黄的毒性作用。经验证明，临床用该方若不用花椒，则可能发生恶心、头昏等反应。由于肾脏是排泄有毒物质的重要器官，加上许多药品对肾脏有毒害作用，因此，通利小便药物的配合使用有其特殊意义。

庄子曾以"得之以生，失之以死；得之以死，失之以生"的高度概括的语言，指出了药物既能治病又能杀生的"双刃剑"作用。而我们只要严格按照以上五点要求，就能在救治疑难病时，看到以毒攻毒法所发挥的"得之以生，失之以死"的无可取代的治疗作用。

案一 淋巴瘤伴皮疹瘙痒

张某，男，69岁。发现淋巴瘤5个月。在某大学医学院附属医院住院期间，多次化疗后，患者全身泛发痒疹，住院医生以大剂量泼尼松控制，而一停药即发作如故。延请中医治疗，处以消风散加味等多方治疗，症状也初时似感略减，而再服无效。

不仅如此，病情发展至全身玫瑰疹融合成片，奇痒难耐，抓破皮肤仍不能止。主治医生高度怀疑其癌症发生皮肤转移，请皮肤科等多科医生会诊，在做皮肤活检无转移发现后，仍以大剂量地塞米松和泼尼松治疗。泼尼松的剂量使用至50mg，症状仍不见分毫减缓。医生明确告知，已无计可施。

患者无法忍受，求我诊治。见其全身玫瑰疹融合成片，且已呈暗红，抓痕累累，面色苍白无华，神疲而烦躁，发热（体温一直在38.5℃左右），颈部淋巴结肿大，脉细数，苔黄厚。诊为癌毒为患，耗血生风。处方：

水牛角 30g	生地黄 30g	蟾酥皮 10g	蜂房 10g
黄药子 10g	乌梢蛇 10g	乌梅 10g	北五味 10g
赤芍 10g	牡丹皮 10g	紫草 30g	茜草 10g
旱莲草 30g	炙甘草 10g	山慈菇 10g	蜈蚣 3g

水煎服，日1剂。

服完3剂，不仅疹退痒止，尤其令人没有想到的是，患者长期的发热和淋巴结肿大也随之消退。而这样的情况，过去只有在接受化疗的那几天才会出现。

该患将上方视为珍宝，在后来再去原医院住院化疗过程中，皮疹瘙痒又作，随即自行购上方，服用后立即收到痒止且不再起新疹的效果，连续服用5剂，痒疹即全消失。不仅如此，患者同病室另一患者，也出现类似情况，在主管医生处理无效后，患者将本处方给予他，该患者服药 3 剂后，也收到了疹退痒止的良好效果。

这例患者的皮疹与奇痒，显然是因为癌毒复加化疗之药毒所引起的。因此，前医采用治瘾疹常法治疗，当然无效。其疹因毒起，痒由疹生。而其长期不退之热，也因毒邪蕴郁，其皮下肿块（淋巴结肿大），则由毒邪盘聚、结滞成形所致。可见，病虽顽恶，而只要抓住一个"毒"字，则诸症均可迎刃而解。

"毒"，在病因学里，是一种致病力极强的邪气。在症状诊断学里，多呈烈性态、顽固态、急重态和难治态表现。而其发病特点，则每多与它邪相兼或结合为患。举凡风、寒、暑、湿、热、燥、火等任何一种邪气，毒邪均可与之相胶结。因而，"毒"之为患，临床既屡见不鲜，又较难取效。而以毒攻毒法，就是古代医家面对这种情况时所创立的一种有效治法。

本方集中了蟾酥皮、蜂房、山慈菇、蜈蚣等多味有毒药品，合而形成较强的以毒攻毒药力。在药品选用上，也深究"毒"药的效用和整体的配伍。

如蟾酥是毒力甚强之药，但选用的是取过了蟾酥之干尸皮，既避免了蟾酥剧毒，又能发挥其拔风火热毒之邪的"去毒如神"的效果。

蜂房既抗肿瘤，又攻毒祛风，且可止痒。山慈菇抗肿瘤，泻热散结解毒，而又能直接治疗瘾疹恶疮。蜈蚣解毒散结，而其长于通络之力，又可对本患因"毒"而致的"结"起到特殊的治疗作用。

这组毒力不算峻烈而均准确针对癌毒的药物，集中在一起时，则可发挥较强的"攻毒"作用。而将之配入大剂凉血解毒、护阴酸缓的药物中，不仅可制其毒，且可收到标本兼治、攻而带调的效果。

案二　体癣

陈某，女，65 岁。4 年前腰以下出现痒丘疹、夹水疱疹，自购"肤轻松"类软膏外涂，似觉好转，而后更甚，且迅速延及双下肢。斑疹从绿豆大到蚕豆大不等，呈环形红肿，高出皮肤，有的多个丘疹融合成片，常因瘙痒抓破溢血。头皮亦因长期瘙痒，反复抓破溢血而出现一层厚厚的皮屑覆盖。3 年多来虽因家庭经济困难未系统治疗，但仍断续求治于中西医，均未见寸效，十分痛苦。

来诊时患者头及腰以下皮肤瘙痒难耐，头昏，口苦，小便少而欠畅，头发十分稀疏，可清楚看到如帽状之白色厚厚屑状物覆盖头皮。腰臀及双下肢泛发红色斑丘疹，伴抓破后留下的累累红斑。面少华，表情痛苦。脉缓，舌苔黄厚。

本患病程 4 年，清热解毒、利湿追风、养营和血等常法必早被前医遍用。而其所以成为顽证，很大程度上，就是因为治未得法。这里首先需要精析病机：斑丘疹泛发、色红赤、肿胀，乃邪热燔灼、火毒炽盛之象；抓破溢血，乃血热之征；瘙痒甚重，乃风燥之候；而病程缠绵，病情渐进，病势日烈，乃热甚成毒、毒蕴血脉、复助热势而鼓风耗血之故。其大片抓破之斑丘疹并无黄水滋溢，说明尚不伴一般顽固性皮肤病所常伴有的湿邪；斑丘疹红赤而不晦暗，说明血凝瘀滞尚非作祟主因。

综上所述，本证可辨为：血热风燥、蕴久成毒之顽固性体癣。

处以犀角地黄汤合黄连解毒汤加味。

服完 6 剂，诸症如故，考虑到病延日久，数剂药难以撼动，于是原方再给药 6 剂。不料服完后患者前来第三诊时仍无任何效果，患者抓搔不止，心急神烦，彻夜不眠。我细究对病机的辨析，应该是准确的，而在审方时，发现治法有误。因为病之势在热，而病之根却在毒。毒邪蕴结于肌肤之内，久羁于血脉之中，不用攻毒之法是绝难撼动和荡除的。前两治不效的原因，在于倒置了本末。

遂改用自拟经验方五毒攻毒汤合黄连解毒汤：

斑蝥 1 枚（去头、足、翅） 红娘子 1 枚（去头、足、翅） 蜈蚣 2 条 全蝎 10g
蕲蛇 10g 黄连 10g 黄芩 10g 栀子 10g
黄柏 15g 生地黄 30g 金银花 20g 滑石 30g
土茯苓 30g 甘草 10g 赤小豆 30g 紫草 30g

6 剂，水煎服，日 1 剂。

服完后斑丘疹红肿之势大退，瘙痒随之大减。原方再服 12 剂后，斑丘疹腰部显著消退，双下肢接近消失，头部皮屑大减，但仍瘙痒。加用蛇床子 30g、蛇蜕 10g，药后斑丘疹基本消散。

本例收效的原因，在于将初诊时的清热解毒法，改为了攻毒清热法，这其间有两个重大差异：一是清热的地位从第一位降到了第二位；二是将解毒变成了攻毒。患者焮红肿胀之斑丘疹泛发达 4 年，说明非仅有毒，而是毒邪盘踞，毒势强烈。初诊时所用的清热解毒，虽含有两层用意，即通过清热而达解毒的目的和清热法与解毒法同用，然而它们的治疗靶点皆未直接攻击其"毒"，而攻毒清热法正是从失败中认识到了此点后所做的选择。

五毒攻毒汤所用之药，含剧毒者达 5 种，而其中毒之尤剧者当属斑蝥、红娘子二味。斑蝥含剧毒，但有良好的攻毒蚀疮作用，是治疗恶疮死肌、顽疾瘙痒的良药。红娘子也含斑蝥素，用途与斑蝥近似。二药均极易引起泌尿道与消化道之刺激症状。

为做预防，在用大剂量金银花、土茯苓以减其毒的同时，配以滑石、赤小豆利尿，以直接减轻其对泌尿道的刺激。这是我受王洪绪《外科证治全生集》治痈理论启发而设计的。他以"一容一纵，毒即逗留；一解一逐，毒即消散"为指导思想治痈，我则以"一攻一泄，毒即荡除；一防一治，药不害正"设立了上方以拔毒。

本方集 5 味剧毒药于一体，能对毒邪久羁、病情顽固之各种见证起到无可取代的根治作用。但正因为此，一是定要认清系毒羁之顽证，非用不可时才用；二是除严密观察药后反应外，每服 3 剂，可做一次尿检，若发现尿中出现红细胞，立即停药。对于原本肝肾功能不全，或有消化道出血，或对虫类药过敏，或胎孕初产者，一律不能使用，而身体虚弱者也需慎用。

五毒攻毒汤的设计和上两例病案的辨治都充分地运用了现代思维学中的平面扩散思维法。

平面扩散思维是思维对象突破实物时空范围，进入概念时空范围，与思维参照系进行横向比较的一种思维方法。中医的毒，不似西医能在实验室里找到有形之体的病毒，而是对致病力强，症状严重，病程绵长，常以重证、顽证为表现的一类疾病病因病机的泛指。

因为"毒"含毒辣、猛烈之意，很符合上述疾病的基本特征，故用以为名。这显然是对证象突破时空范围后所确立的概念。而我一遇此类疾病时，更是思维立即突破病名、证象等界限，直从毒力、毒势、毒之兼杂之邪和毒之蕴结深度等方面进行考量，并以毒之既深、踞经损络、非攻毒不能拔除为指导思想，创立了五毒攻毒汤。

运用平面扩散思维法对"毒"之研究获得最丰硕成果的典型，是德国医学家贝林。他在进行抗毒素研究时，其合作者是通晓中医的日本医学家北里柴三郎。他们从中医"以毒攻毒"这一医理中领悟到，病毒菌能产生毒素，毒害人和动物。那么，就一定会有一种能攻毒的抗毒素，并以此思路为设计实验的依据，用非致死量的白喉和破伤风毒素，多次注射动物后，于1809年成功研制出能特异地中和毒素的抗病毒血清。这种抗毒素能使另一只动物获得免疫，能够治疗已经出现的白喉症状，从而破伤风和白喉抗病毒血清发明出来。贝林因此获得了1901年首届诺贝尔生理学奖或医学奖。

运用平面扩散思维方式有两条基本要求：一是背景知识要丰富（已有知识相对新认识来说）；二是进行横向比较要全面。我们以对大黄止血作用的认识为例。出血的现代生理学和病理学研究表明，出血的病理变化主要不在于有效循环血容量的减少，而在于因循环血容量减少所引起的细胞内代谢障碍。

基于对出血发病机制的这一新认识，治疗出血性疾病，可采用以输液为手段的血液稀释疗法，来降低血液黏稠度，以解除微循环和细胞内代谢障碍的病理改变，从而达到止血的目的。

我们将已知大黄具有提高血浆渗透压作用，从而促使细胞外液和组织间液进一步向血管内转移，使血液发生稀释，从而使微循环障碍及细胞内代谢障碍得以解除的作用，与之进行比较后发现，大黄的上述作用，恰好类似输液的血液稀释疗法作用。因而，在治疗出血性疾病时，我更加大胆地使用大黄，不仅提高了临床止血的有效率，也拓展了大黄的临床使用面。

古代，人们从总体上把握自然，自然界作为一个普遍联系的整体，通过人的感觉和知觉进入人类的意识。因此，当时的自然科学是一种感性直觉的综合学科。以这种科学知识为背景构建的思维参照系，引导人们思维时注重横向的比较，因而，平面扩散思维占据主导地位。

如《伤寒论》是主要论述外感疾病辨治的著作，而为什么它却具有指导全面的普遍意义呢？答案显然不在具体的诊治本身，而在于诊治中所体现的思想和方法。这种思想和方法不仅大大突破了《黄帝内经》整体观和恒动观的认识框架，也大大突破了《黄帝内经》带有浓厚思辩色彩的一般性原则的论述。

如将《黄帝内经》中的六经，发展成六经病理模型；将其治则、治法，发展创立成113方。而尤为重要的是，将《黄帝内经》诊断治疗的一般原则，同具体诊疗对象确定地联系起来，并依一定症候群建立了确定的病类概念，再在此基础上提出确定的治疗方法。这样,就用逻辑确定性原则,在抽象理论和临床实践间架起了一座桥梁,建立了一个规范的程式。

这种程式,是在对《黄帝内经》以辩证逻辑为主导的思想体系,注入形式逻辑思想方法后所形成的。而正如仲景自己所说的,这是"撰用《素问》《九卷》《八十一难》《阴阳大论》《胎胪药录》"等著作的基础上完成的。也就是说,他在突破原有概念时空、构建自己新的概念体系时,与大量的参照系进行了充分的横向比较。这使我们惊奇地发现,突破一批奠定中医理论水平的伟大著作,创立临床辨证论治体系的科学巨作的完成,平面扩散思维法竟是其有力的催生剂!

著名文化人类学家列维·斯特劳斯在其代表作《野性的思维》中说:早期人类的思维与现代人类的思维(主要指科学领域)并非分属"原始"与"现代",或曰"初级"与"高级"这两种等级不同的思维方式,而是人类历史上始终存在的两种互相平行发展、各司不同文化职能、互相补充、互相渗透的思维方式。这就是2000年前的《伤寒论》在今天仍闪耀着思维学研究成果之光的原因。

十六、远交近攻法——谈系统思维

远交近攻是联络距离远的国家、进攻邻近国家的一种战略法。战国时秦国面对错综复杂的政治军事局面,用此法成功地统一了六国,建立了强大的秦王朝。

疑难病症中相当一部分是病情复杂、多病并存的,它们如同战国时的社会混乱局面一样,需要具有战略眼光、采用正确方法加以处理。而远交近攻法既能治愈当年广泛发生的战争祸患,使遍体鳞伤的国家躯体康复强健,也可借其理而平息多病并存的复杂病情,从而使身体恢复健康。

远交近攻法,其实质是一种按步骤、分层次的推进法。"攻"指主治,而"交"则言配合、照顾、调和或暂时搁置。"攻"要解决当前主要问题,而"交"则需不干扰攻的发挥,并为下一步治疗做铺垫。从理论上讲,这似乎是一个简单的问题,而由于人体的复杂性,疾病的复杂性和环境(包括社会、心理、生活和治疗经历等)的复杂性,临床时这其实是一个很难把握的问题。

古代医家早已注意到了这点，因而在《黄帝内经》里，其除在多篇中有关于证治标本先后等的论述外，还专列"标本病传论"专章以论。其中的病体标本和治疗标本较为具体地提出了如何按步骤、分层次辨治疾病的一些方法。

如正气为本，邪气为标；发病原因为本，临床所见的症状为标；先病为本，后病为标；初病为本，病的变化为标；病在内为本，在外为标等，从而对疾病浅深轻重做了划分，对疾病治疗先后缓急做了规定。

为了让大家能掌握运用，还特别做了多种举例。如对于先患泄泻而后生他病的，应先治其泄泻，然后治其他病。先患病，而后发生中满的，当先治标病的中满。若先患中满，而后又增加了心烦不安的，当先治其中满。凡大小便不通利的，应当先治其大小便。大小便通利的，应当先治其标病等。

《黄帝内经》的上述丰富论述，为我们指明了疾病先后治疗的一般原则。而它还不是"远交近攻"法的全部，因为远交近攻法就其指导思想论，是从复杂矛盾总体着眼，从当前主要矛盾着手，削以平之，调以助之；就其治疗方法论，是次第治疗，分步解决；就其用药原则论，是确定先治之病用药须专，确定后治之病必当兼顾；就其预期目标论，必使疾病（或主症）逐一消除或逐步缓解。

显然，要正确地使用远交近攻法，除需要掌握疾病先后论治外，还需要注意许多问题，其中如素体，素体不仅对疾病的传变起着重要作用，对用药有着选择要求，同时对于疾病的诊断辨析也有着重要的指向作用。如容易招受风病者，表气必素虚；容易招受寒病者，阳气必素弱；容易患热病者，阴气必素虚；容易伤食者，脾胃必素亏；患劳伤者，中气必损；屡堕胎者，冲任必伤……凡此种种，对"攻"哪里，如何"攻"，及"交"哪里，如何"交"，都起着重要的指向和提示作用。

而关于远交近攻法的使用范围，也绝不只是身患多种疾病或病情错综复杂者。如临床上，纵然是一个只患有某种单独疾病的患者，在很多时候也需要从远交近攻的角度考虑。因为即使是诊断明确的单一疾病，而除前面所提到的需要重视的个体因素外，也有疾病构成的各种因果关系、病变机制和变化本质等众多环节，要求我们分清主次先后地去加以解决。因为只有这样，才能获得良好的疗效。

而那种漠视上述众多因素、只盯着病名的诊治法，是一种"全程诊断"。全程诊断是有缺陷的，临床表现于目光始终停留在主症，或只停留于先前已确诊疾病的治则层面，而缺乏对疾病不同阶段、不同变化、不同兼夹证的动态把握。其思维处于一种刻板、机械、凝滞的静止状态。全程诊断者，行为上是对辨证论治起码原则的脱离，思维上是对系统思维基本原则的忽视。远交近攻法则可以有效地对付它。

如有一个分泌型免疫球蛋白缺陷症患者，自1岁起即开始扁桃体化脓、口腔溃烂，每月必发。在长期以胸腺肽、干扰素、丙种球蛋白等药物治疗无效后，切除了扁桃体，而术后仍不能阻止每月扁桃体周围化脓。

4天前高热达40.9℃，某中医师以清热泻下剂1剂予服，服药后泻下不止，该医转用止泻药，但泻不止而高热仍持续，患者转求我诊。其时患者已高热、泄泻数日，咽部脓点丛生，口腔散发溃疡，腹泻日五六次，体温39.8℃，精神困乏，面色苍黄，脉虚迟，舌苔黄厚。综合分析，本患先天不足、后天失养，为其病之本；卫气不固、外邪屡犯、气阴两亏、湿热留恋、邪毒蕴结，为其病之标。

前医泻下清热，着眼于热毒，却忽略了先天禀赋这一特殊因素，因而造成原病不减更增泄泻不已的坏病局面。须以远交近攻法分三阶段治疗。首宜化湿透达，以退热止泻而兼护脾胃，泻止热退后改用健脾利湿兼除邪毒，最后以益肾固本而巩固疗效，调整禀赋。

因此，先用三仁汤合理中汤加味，2剂而热退泻停，咽痛止而思饮食。改用三仁汤合六君子汤加味，服药3剂，口腔溃疡及咽部脓点全退，黄苔退净，已无明显不适。转用右归饮加味，患者断续服用9个月，12年来每月必发之顽固性喉间溃烂一直未再发作。

本患痼疾深顽而新病急重，近"攻"时力避峻烈，是对禀赋的兼顾。加用理中汤参、术、草等益气顾脾，更是意在"远交"。而病之根本又缘于先天禀赋不足，先天禀赋是不能药到病除的，只可守方以治，积渐收功。

前两阶段祛除邪毒的"近攻"注意了"远交"，因而在有效解决当前主要矛盾的同时，为全局矛盾的解决做了兼顾和铺垫，也为积渐以全面收功发挥了双重作用，从而完满地体现了远交近攻法的临床应用。

案一　哮喘

马某，男，32岁，哮喘频繁发作2年余。常突发，且多夜间气憋而起。发作后哮喘至气难接续，无法连续发语，须用呼吸机方可缓解。患者花一万四千多元自购一台呼吸机，连续应用2个多月，病情毫无缓解。2年来曾于全国多所大型医院就治，用药时有效，停药则发，平日多汗恶风。

患者体丰，面色晦暗乌黑，舌水滑，舌心白苔微腻，舌底瘀斑。脉左寸沉，右寸沉细，双尺弱不可及。

哮、喘虽为二证，一言声响，一言气息，而临床每多兼见。其辨证虽可用虚实两纲加以概括，虚证责肾，实证责肺，而因该证既有宿疾，又多久病，故虚常夹实，而实必夹虚。所以哮喘的治疗，辨明属虚属实仅是初步，辨清虚实在当前病机中的侧重性和危害点，才是关键。

本例哮喘为肺气壅滞，当属实证。而肺主皮毛，统一身之气，其肺气壅滞之前，必已早有肺气亏虚，在遇风寒等外邪经由皮肤入侵后，方致气壅。由于其禀赋特异，内有宿痰，在屡遇外邪屡致气壅后，症状不断加重，实虚夹杂，肺病及肾，遂成内有壅塞之气、外有非时之感、膈有胶固之痰之顽疾。

诊为哮喘。辨证为营卫失和，肾不纳气，上盛下虚，肾虚肺阻。

仲景云："喘家作，桂枝汤加厚朴、杏子佳。"该方专为喘证宿疾复有太阳中风证者所设。故拟下方。

桂枝加厚朴杏子汤加味：

桂枝15g	白芍30g	炙甘草10g	大枣20g
生姜10g	厚朴30g	杏仁15g	炮附片15g
五味子12g	乌梅15g	蛤蚧1对	白果15g

沉香粉3g（冲）

水煎服，日1剂。7剂。

患者上方服完7剂来诊。哮喘完全停止发作，已无畏冷多汗，感全身轻松。续上方再服15剂。

药后哮喘再未发作。改金匮肾气丸加味调治，以巩固疗效。

处方：

炮附片15g	肉桂10g	熟地黄30g	茯苓12g
山药30g	山茱萸15g	牡丹皮10g	泽泻30g
胡芦巴20g	蛤蚧1只	五味子10g	乌梅10g
胡桃肉30g			

嘱每隔 2 日煎服 1 剂，坚持服用 3 个月。忌食海鲜、公鸡等可能致敏之食品，加强锻炼，防止受凉。

服完后患者专程从外地来我处告知，2 年多来频发不止的哮喘从未再发。

该病为既有宿痰内伏于肺，复遇外邪、饮食、情志、劳倦等因素诱发而作。发时由于气道广泛性痉挛狭窄而致呼吸极度困难。此时"近攻"以缓解气道痉挛，恢复呼吸顺畅，不仅是治疗的着眼点，甚至带有急救性。

但纵然是这种情况下的"近攻"，也切不可忘记该证之两个特殊点：一是素体禀赋的特殊性；二是病涉标本二脏，即病之标在肺而病之本在肾。因此必须注意配合"远交"。这样，既可增强"近攻"的作用，更可在完成"近攻"目标后，为全面控制病情和防止疾病复发打下基础。这就是一开始在治喘脱敏的方中即加用了温补肾阳之附片、蛤蚧等药的道理，也是本患者取得良好效果的重要原因。

需要特别一提的是蛤蚧。该药味咸气平，专入命门而兼入肺，补命门相火而杜绝痰生，温补肺气而定喘止咳，益精血助阳道，强本培正而使喘咳既平又不复生。该药定喘力特强，昔时农民劳动时将其酥炙后，口含少许，据称虽用强力而不喘，是一味补而不滞、纳而不涩、温而不燥之药。该药药力在其尾，用时其头可弃。传统常以一对入药，以求牝牡协效。而因该药价格较贵，验之临床不分牝牡，每剂只用一只同样效佳。

案二 阳明谵语

某妇，54 岁。素有右胁下疼痛史。5 日前于邻村访亲，暴食油腻，复于返家途中遇暴雨，涉溪于中途时河水陡涨，突受惊恐。返家当晚即高热身痛，右胁下胀痛，自以土方治疗，汗出后热稍退、身痛止。不意晚间再度发高热，再以土方治疗，不仅全然无效，且双目及全身发黄，大便已 3 日不通，呃逆渐起，急请某中医师给药 1 剂，服后当晚出现神志朦胧、手足不时躁动。次日晨急请我诊治。

患者面红气急，手足不时无意识地挥舞，静时呈蒙胧浅睡态，躁动时口发胡言乱语。呼之尚知睁目答话，诉口苦胸闷，呃逆声响连连。上午发热稍低，在 38.0℃ 左右，下午则在 39℃～39.6℃。脉沉实、弦劲有力，舌质干红，苔黄厚无津。

该证初时，本为邪犯太阳、少阳，误治而入阳明。目前其证为阳明腑实，且有内陷厥阴趋势。阳明邪热蒸腾而面赤气急；热邪熏郁而发黄疸；大便数日不行，浊气充斥，气机不畅，而生呃逆，胁肋部痛；邪热成毒，内干神灵而致意识蒙眬、谵语；热甚动风，欲抽搐而手足挥舞。因此诸多急重症状之生，全由邪热亢盛。

仲景据"亢则害，承乃制"之理所制之承气汤正合该证病机。

方用大承气汤加味，处方：

大黄 15g　　　厚朴 30g　　　枳实 10g　　　芒硝 15g（冲）

白芍 30g　　　黄芩 12g　　　柴胡 15g

水煎服　嘱分 3 次当日服完。

次日清晨，家属来告，半夜大便排出坚硬疙瘩便 5 粒后，随即排出稀水样便一滩，体温逐渐下降，呃逆停止，患者自觉神清气爽，要求进食。已进稀粥一碗，现安然入睡。急往床前视之，面赤气急消失，脉由弦紧转柔和，未唤醒查舌。攻邪成功，危局已解，宜清余热兼养亏耗之阴液，以竹叶石膏汤加味，服药 2 剂，患者已起床自理。

本案证为邪热炽盛、伤阴动风，急下存阴是唯一的选择。柯韵伯说："真阴不可虚，强阳不可纵。"急下既制阳又承阴，防虚防纵，乃两全之治。但病已有动风之象，而少阴为阴枢，阳有余则邪便伤阴，并可通过阴枢陷入厥阴，因而《伤寒论》三阴篇中唯少阴篇有大承气汤证，可见仲景是十分注意阳明热证的这一传变可能的。

基于这种认识，本案在遣大承气汤以"近攻"的同时，加用了白芍以护肝敛阴，柴、芩以平肝气，均意在"远交"，而先安邪气尚未暴虐之地。

远交近攻法的采用，需要系统思维加以指导。因为既有攻，又有交；既有近，又有远，这必然涉及多脏腑、多功能，乃至多系统的问题。怎样才能将这一个个问题进行统揽并加以把握呢？这就要借助系统思维了。

系统思维是一种由部分到整体的思维法，它把客体作为系统，从系统的要素、要素与要素、系统和环境的相互联系、相互作用中综合地考察客体。系统，指互相联系和作用的若干部分（要素），按一定形式结合而成的具有特定功能的整体。任何系统都有四方面共同性质：①两个以上要素按一定方式组合而成。②各要素相互联系和作用。③任何系统都具有特定的功能。④每个系统都存在于一定的环境之中，是另一个更大系统的子系统。

系统思维在认识和研究问题时，以由此及彼、由表及里、统观全局为特点。系统由一个个要素个体组成，而系统思维却并不要求将事物都看成一个个僵化的个体，然后再机械地将其整合为整体。因为任何事物，以个体存在的同时，又都是一个自成的系统，我们若将它先做分离，然后再行合并，往往能够获得新的发现。

这在认识和分析人体疾病时，尤为重要。因为我们在把四诊收集所得作为证的子集合（模糊的），变为有诊断意义的清晰集合时，离不开这种分合、综合。如本节之案一，就是将其哮喘作为疾病个体加以认识，而后通过其间断发作、治疗经历、遗传因素等发病要素和脉舌表现分合、综合，从而得出了营卫失和、肾不纳气、上盛下虚、肾虚肺阻之辨证判断。

由于系统思维是一种由部分到整体的思维法，因而整体性原则是其首要的和基本的原则。它对于材料综合有着特殊的要求。这首先要求捕捉信息，占有材料，而后进行正确的综合分析。如本节案二，患者急行中冒雨涉水，感寒而发高热，治不如法渐致呃逆、谵语；暴食油腻，复遇新感，导发宿疾而致胁肋疼痛、黄疸产生，渐致手足挥舞，而现邪陷厥阴肝经之势。我通过这样对占有材料的综合分析后做出了正确处理，使患者迅速向愈。

思维虽是一个极为复杂的问题。而从大的方面来说，可以用分析思维和系统思维两大类加以统揽。分析思维是由整体到部分的思维方法，它以去粗存精、去伪存真为特点。两种思维法派生出了许多思维方法，因而，掌握好这两种思维方法，可以更好地认识和运用其他多种思维方法。

系统思维由部分到整体的特点，为大家所重视，但其将个体进行分离，然后再整合研究的这种"分合综合"的特点则常被人们忽视。而只有全面掌握了以上两点，才能正确地运用系统思维。因此，我们可以说，系统思维不但需要有善于综合的头脑，也需要能够分离的眼睛。

系统思维法是一种能带来创造成果的思维方法。这种成果的取得，并不需要完全靠个人的创造发明，而是可以通过借鉴、学习和采用别人的成果，或者采撷固有相关理论，利用前人某种经验，将之进行综合，而后合理整合成具有新功能的事物，从而产生新的成果。

这种利用系统效应进行创造的活动，在中医学术发展史上从未停止过。如著名的"阳有余，阴不足"理论的形成，即首先以《黄帝内经》亢害承制的经典理论为第一要素，以刘完素"病气归于五运六气"关于病机 19 条中火、热二气阐发观点为传承要素，以湿热和火热病机不同，用辛燥治湿热易伤阴动火为实践要素，在将这些要素进行整合后，朱丹溪认为治阴虚火亢证，不仅要泻火，同时要养阴，从而创造性地提出"阳有余，阴不足"论。这类例子，俯拾皆是，可以说医学创新无不闪现着系统思维的身影。

十七、兵中求将法——谈收敛式思维

兵中求将法，指虽有大量兵士而没有统领兵士之将领，无法投入战斗，必须选拔出领军之人。因而，这一方法有三个基本条件：第一，必须拥有大量士兵；第二，只能从现有士兵中挑选将领；第三，具有明显的时限性。

把这一方法作为疑难病辨治法专门列出，是基于临床的下述事实。第一，面对文献几乎没有对应治疗方法的难治性疾病，必须迅速从众多方药中选出有效之方加以治疗。如 1956 年石家庄乙脑流行，诸药无效，而后选用白虎汤为主方获得良效。又如钩端螺旋体病，通过寻求，终于发现各型均可用一见喜而获得良效等。第二，面对从未见过的新生疾病，根本无成文可依者，如 SARS、人禽流感、艾滋病等，要求我们必须从成千上万的药物和方剂中找到能对其加以克制的方药。第三，一些病情虽不危重，而临床极少见到，文献资料缺乏，同时已用多方治疗无效的患者。如阴茎分段充气、双脚奇臭、儿童阴茎坚举不萎等症，要求我们采用多种思维方法，寻找到有效方药。

显然，这是一种从常规中做出创新、不求"里程碑"式的革命成果，而求解决实际难题的方法。这里的"兵"指临床者所掌握的方药，这里的"将"，即从所有方药中选出的极具针对性的方药。因此，要用好兵中求将法，需要具有三个先决条件：一是临床医者必须掌握大量的方和药的知识；二是必须明确认识病邪的基本情况；三是对传统方药（兵）中一定存有对付此种疾病的方药（将）持坚信不疑的态度。

通过以上论述，可以看出，兵中求将法在过去应对少见或从未见过的疑难病症中，已发挥了极其重要的作用，特别是在治疗 SARS 类新生传染病中，更是显示了其独特的功用。可以认为，在新生传染病不断袭击人类的情况下，兵中求将法必将为我们提供层出不穷的有效应对方法。因为数以十万计的方和数以万计的药中，必然潜藏着无数降魔之"将"，如同乱世出英雄一样，一个个新的病魔作乱之日，就是这些潜藏之"将"大显神通之时。

而机会总是为有心人准备的。这种"心"不仅是时时有采用兵中求将法的意识，而且必须具有前面所说的三个先决条件。否则，是不可能成功采用此法，找到挫败邪势之良方妙药的。

关于这点，我曾有过沉痛的教训。早年行医不久，一董姓中年男子来诊，云数日前上唇部出现一红肿硬疖，大如拇指，坚硬不移，未做治疗。红肿日甚，乃用手挤按、掐揉，意在使其消散。不料肿硬不仅不消，反呈扩散之势，周围皮肤开始变得暗红，并出现畏寒发热，急往卫生所诊治。

经注射哌拉西林（青霉素油剂）等，症状不能控制，遂求治于我。我处以五味消毒饮加味，服后无效，并于我接诊第二天开始出现高热、烦躁谵语，急以犀角地黄汤加味治疗，药后仍然无效。复又请西医治疗，治疗过程中，患者相继出现狂躁呕吐、皮肤紫斑、肢体抽动、呼吸急促，并逐渐昏迷，病情恶化之快令人愕然。

20世纪60年代初的边远山区，西医除青霉素、磺胺类药外，无其他抗生素可用，也无其他办法控制病情。而我在用完上述两招后即已黔驴技穷，终于眼睁睁地看着这个身体壮实的中年男子痛苦地死去。

这是一位疗疮走黄的患者，今天看来肯定是枉死的。因为西医已有大量抗生素可选，而中医采用攻毒、通下、泻毒等法，如用五毒攻毒汤类或防风通圣散等方治疗，或许也会挫败邪势。

未遣用的原因，是没有采用兵中求将法，而没有采用的原因，不仅是没有这个意识，也是自身不具使用该法时必具的三个先决条件，即首先就没有拥有大量士兵（掌握大量方药）。这是我临床50多年来，每一思及即感负罪的病案之一。古人常责骂"庸医杀人不用刀"，仅观此案，即知是信而不诬之语。

案一 痿证（多发性肌炎）

郑某，女，28岁。四肢无力，蹲下或蹲坐时起身站立十分困难，上楼或爬坡无力支撑，已5个月有余。

曾于某大学附属医院查：天门冬氨酸氨基转移酶112U/L，肌酸激酶

3064U/L，肌酸激酶同工酶、乳酸脱氢酶等均高。病理诊断：横纹肌不同程度变性坏死和再生，肌质呈绒毛状，可见多核及嗜酸性孤立团块，符合多发性肌炎改变。

经住院以泼尼松每日 50mg 治疗 3 个月，身酸痛倦怠止，激素减至每日35mg。因下肢软弱症状无再有效的方法加以改善，且出现水肿等长期服激素后之副作用，出院转求中医。

来诊时患者四肢软弱无力，蹲下后起身十分困难，全身水肿，睡眠极差，听力下降，时感吞咽困难。脉细数，舌正常。

诊断：痿证。辨证为脾虚无以主肌，脾虚不能运湿。

处以六君子汤合防己黄芪汤加味，处方：

白参 12g	茯苓 15g	炒白术 12g	炙甘草 10g
陈皮 10g	半夏 10g	薏苡仁 30g	雷公藤 10g
淫羊藿 20g	黄芪 50g	防己 10g	生姜 10g
大枣 20g			

水煎服，日 1 剂。

上方服完 7 剂复诊，吞咽困难消失，精神状况转好。患者治疗信心大增。续上方 14 剂。

三诊，吞咽完全正常，水肿明显消退，耳鸣得止，睡眠正常，双下肢较前有力。近日觉口甜，上方加用佩兰 15g，14 剂。

四诊，服完后去原住院医院复查肌酸激酶 207U/L，丙氨酸氨基转移酶30U/L，天门冬氨酸氨基转移酶 45U/L。诸症均已大减，上方服后口甜止。再予初诊方 20 剂。

五诊，今日再查，肝功能、肌酸激酶等均已完全恢复正常。四肢已较有力，不借助任何外力可随意蹲下和起身。听力、吞咽完全恢复正常，水肿消尽。

近日胃脘时有烧灼感、泛酸。初诊方加黄连 12g、吴茱萸 6g。给药 20 剂，令隔日 1 剂，以图巩固。

痿证以手足痿软无力、百节缓纵不收为特点。《黄帝内经》将其做出了皮、脉、筋、骨、肉五痿的分类，后贤认为病涉肝、肾、肺、胃四经，历代治痿都遵上说，可见是一种较为复杂和难治的疾病。

在诊该患者为痿证后，首先不拘于以上陈说，而是紧紧抓住脾经，这是鉴于四点：①脾主肌肉，患者以肌无力为主症。②患者水肿，健脾即可运化水湿。③脾主中州，治脾可收执中州以运四旁，从而使诸症尽除之效。④太阴脾与阳明胃相表里，治脾可益胃以健宗筋，恢复其主束骨而利机关的功能。

这样，就将病涉多经的选方范围缩至健脾运湿这一点上来。而健脾之方甚多，独选六君子汤在于该方性味平和，其健脾和胃、补气祛痰之功特别适合此慢性虚损患者。

而恐其力缓不及，配用防己黄芪汤，起副将之辅主将作用。该方临床用处甚广，凡见气虚、身重夹湿，或兼水肿者，不论新久，也不管外感还是杂病，遣之即效。

案二 目睛溢血

查某，女，47岁。双目溢渗血样物断续发作1年。初发时双目中时时发红，发痒，随即内外眦及整个白睛如出血状红赤，再渗出血样水液。

患者恐惧不已，急往某大学附属医院治疗，予盐酸左氧氟沙星滴眼液、萘敏维滴眼液、富马酸依美斯汀三种眼药同时滴入后可缓解，而停药不久复作，已于多处服中药数十剂无效，遂专程从外地来诊。

细询每次发作前眉心刺痛，痛至鼻上抽缩挛急，随即双目白睛如血浸。平日大便干结，头痛不止。脉迟细，舌正常。

本例患者，病情罕见。文献有相近记载者仅"血灌瞳仁"一证。而患者目如血灌之同时，伴有疼痛，且有发前眉心刺痛、鼻上抽缩等现象，因而似不可等而视之。

细究此证涉及眼、额、鼻，且呈断续发作，似与经气循行阻滞有关。而足阳明经夹鼻上行旁行入目内眦；足厥阴肝经入腹上膈循喉，上行连目系，出于额；手少阳三焦经之分支出耳前，至目外眦；足少阳胆经，从目外眦分出，折行至目眶下。因此，判定此证为足阳明胃经、足厥阴肝经、手少阳三焦经、足少阳胆经之经气循行障碍、交接阻滞而生。经气阻滞致眉心痛、鼻上抽掣。其郁遏日久而生火热，血为火迫致白睛血浸。

证属肝、胆、胃经之热郁动血，血为火迫，溢而浸睛灌瞳。

治疗之法，为清肃肝胆、清泻阳明、清利三焦，选通利表里气血三焦之方——防风通圣散加减以治，处方：

防风 10g	大黄 5g	荆芥 10g	麻黄 10g
栀子 10g	赤芍 10g	生甘草 10g	川芎 10g
当归 10g	石膏 30g	薄荷 10g	黄芩 10g
密蒙花 15g	红花 10g	青葙子 30g	

水煎服，日服 1 剂。

患者服完上方 7 剂前来复诊，头痛全止，目瞳血浸样半月来仅轻微出现 1 次，大便通畅，自觉十分舒适。恐再复发，方于今日前来复诊。药已中的，续以原方 10 剂。

防风通圣散对眼疾治疗具有良好的效果。举凡风毒、热毒、湿毒所致之目赤胞肿、干痒难耐、睑肿溢水、刺痛胀痛等久治不愈者，皆可用之。这是因为该方立方主旨就是"散风壅，开结滞，使气血宣通"。

全方集发表、攻下、清热、泻火、解毒与和血等多功能于一体。而尤蕴深意的是，全方以硝、黄攻下泻毒，以翘、芩、膏、栀清热排毒，以滑石、白术利湿祛毒，以芎、归、芍、草和血而助宣通，以麻、防、荆、薄、姜发汗逐邪而统领总攻，从而对邪毒具有了强力的荡除功效。

而如上所述，眼为足阳明胃经、足厥阴肝经、手少阳三焦经、足少阳胆经之循行部位，邪滞四经均可造成病变，蕴而成毒致生顽疾重证。而从防风通圣散药味的归经看，显然首先针对了上述四经的荡涤宣通。因而，可以认为它是一首对以"毒"邪为特征的眼部疾患有着特异性治疗作用的方剂。

如胡某，女，72 岁。眼红，睑肿，眼干，眼痒，反复发作 2 个月有余。服银翘解毒汤、一贯煎及木贼、密蒙花、青葙子等清热明目药多剂，药后仅红肿稍减，余症同前。不仅如此，一两日后又红赤如故。夜间干痒，影响睡眠，晨起双侧目胞红肿如桃。

患者系过敏性体质，服马来酸氯苯那敏片、维生素 C 等后仍难控干痒。眼科诊为干眼综合征，结膜炎，老沙眼。经用左氧氟沙星、羟糖甘两种滴眼液联合点眼，仍不能控制症状。乃据其红赤不退为热毒，瘙痒难耐为风毒，久作不止为顽毒，以防风通圣散全方加生地黄 30g 以养血润燥，蜈蚣 2g 以祛风毒而止痒。1 剂即肿消而干痒大减。患者畏药苦而停药，不料数日后复发，再用原方，坚持服用 3 剂而瘳。

疑难病诊治的难点之一，就是前无古人之经验可资借鉴，又找不到文献理论的明确记载，自身也从未见过，因而没有门径可循。而这时恰恰就是临证思维大显神通的时候，也是本书所列举的一个个治疗法则发挥奇特作用的时候。

本例在辨证十分棘手时，首先采用特异搜索思维，运用了不常采用的经络辨证法，在对病证做出了明确的辨析后，采用兵中求将法，于没有对应方可用的情况下，在洋洋方剂里，选出了防风通圣散。这里，能收到一矢中的之效，应该是得益于兵中求将法的。

以上两例病案治疗方药的确立，都不是原已惯用的，因而，具有一定的创新性。而这种创新，又是在中医传统体系内，采用的常规研究方法所获得的，所以，在思维学里，这属于收敛式思维。

收敛式思维方法是在科学传统范围内进行的常规研究方法。由于科学发展大部分的历史中，是以常规研究进行的。因此，收敛式思维必不可少。它以解决本学科原有范式留下的各种问题为己任，而不是突破范式，进行革命。

因而，常规科学研究者，不是革命者，但却是解决难题者。他们确信，所有难题和疑问，在现有的科学传统范围中，既能表达，也一定能解决。本文两案，一为异于传统辨治之法，一为明辨从未见过之证，均通过中医自身理论而完成。因此是对收敛式思维的具体运用。

收敛式思维，以常规研究为特征，即使是最好的常规研究，也是高度收敛的。如对各种治法的丰富和发展，对一些药物作用的新发现，对方的拓展应用，对难治性疾病有新的发现，乃至对新出现的传染性疾病的有效治疗……都是收敛式思维的成果。

而任何一个学科都需要创新和发展，收敛式思维研究到一定程度时，必然会遇到范式所无法解决的问题，使科学家进行发散式思维，从而导致革命。中医发展史上的几个里程碑式的革命成果，充分说明了这点。

如张仲景的《伤寒论》，首先突破了《黄帝内经》在思维上的浓厚思辨色彩，确立了以形式逻辑为主导的思维体系。用逻辑确定性的思维方法，在理论与实践间架起了一座畅通的桥梁。在诊治中，将诊断治疗的一般原则同具体的治疗对象确定地联系起来，确立了辨证论治临床诊治原则。在病类概念的基础上，确立了六经辨治理论体系，从而突破当时的医学范式，形成了革命性丰碑。

又如金元四大家，在战乱不断、饿殍满目的年代，外感疾病已退至次要地位，脏腑虚损、气血亏虚，以及由此引起的阴阳失调、火盛阴虚等疾病成为影响健康、威胁生命的主要病类。显然，现有的以外感热病为主要构架的医学范式，无论在内部做怎样的常规研究都无法解决。这时金元四大家跳出六经体系，从不同侧面，以脏腑为中心进行理论研究和临床治疗，从而突破了原有范式，建立起以脏腑辨证为代表的又一座丰碑。

再如人尽皆知的温病里程碑，也是在原有病因学已不能解释盈乡阖户、老少尽染的发病现象，治疗时原有的方药用后多无效果，临床事实急切要求突破范式的情况下，通过实践和理论研究，医学家们突破传统而得以确立的。他们首先提出病邪从口鼻而入，病类为疫疠，从而确立了从病因到病证的全新范式，并在此基础上确立了一系列令温病学说形成体系的内容，如辨证方法为卫气营血辨证、三焦辨证，治疗方药以新立数百首方为主体等。

可见，革命性成果都是由发散式思维突破原有范式而取得的。而科学研究，只有牢固地扎根于旧传统，才能打破旧传统，建立新传统。这就要求"发散"与"收敛"必须保持一定的张力，使科学革命与常规研究交替出现。因为只有这样，才能保持科学稳步持续地向前发展。

中医学能发展到今天，与林立的时代学科争春斗艳，就是因为很好地保持了这种张力。仲景通过对已逾千年的当时的医学范式的突破，才取得了第一次革命成果。而之前的所有研究成果包括他所提到的《素问》《九卷》《八十一难》《胎胪药录》等均是常规研究。

从《伤寒论》问世后到金元四大家丰碑的矗立，经历了将近1000年，这期间产生过无数重大研究成果。如隋·巢元方所著的《诸病源候论》是第一部论述病因和证候学的专著。唐·孙思邈的《备急千金要方》和《千金翼方》，在总结前人成就的基础上，提供了自己大量的研究成果，充实和完善了临床各科的治疗方法，并为我国现存最早的大百科医学类书。他如唐·王焘汇集唐以前数十种医书写成的《外台秘要》，开创了医著分类选编的先河……

他们对医学的贡献无疑是巨大的，新的里程碑也是在这样的夯土实基上诞生的。但不可否认，他们所采用的都是收敛式思维，其成果也是常规研究成果。不仅如此，连《本草纲目》这样在世界产生广泛反响的科学巨著，作者李时珍所采用的研究方法，仍然是常规的。而只要是常规研究，其思维一定是高度收敛的。

可见，收敛式思维是推动中医学持续发展的常态思维方法。而正是这种常态思维催生的一个个科学成果，将医学推向了质变的档次，这才使一些医家有可能采用发散式思维创造出医学革命的里程碑。因此，收敛式思维和发散式思维，其实就是一个硬币的两面。

十八、荡污涤浊法——谈经验思维

"荡"指全部清除，扫荡平定；"涤"即清除，清洗。而"污"，原为混浊的水，泛指污垢、脏物，在此处指过多积于人体内的废物；"浊"跟"清"相对，用于此指人体内存积之非正常物。荡污涤浊法，就是临床时采用具有攻逐、驱除、分利、消散和净化作用的方药对疾病加以治疗。这是针对邪势鸱张，邪毒抟聚，或病邪深入经络，或滞气污血久留等情况而设的一种治法，在疑难病症的治疗中，具有很广的运用机会，而相对说来，其"荡"法多用于急证，"涤"法则多用于顽证。

荡污涤浊法的"清除"作用，决定了它所针对的是有形之物所致的病。这些"有形之物"一般说来，包括痰、瘀、毒、浊、饮、湿等六大类。

痰痰之为病，有四大特点：①既可为致病之因，又可为疾病之果，因而为临床之多发证。②多与他邪纠集而存，如痰火、风痰、痰湿、痰浊、痰瘀，这决定了其病情的复杂性。③见症纷繁，因痰为有形之物，随气血升降、循行，无处不到，如杂物随清泉一样，杂物停于何处，即坏何处观瞻，因而痰停于何处，即见该处症状，这决定了它发病的多样性。④病根难拔，故每有顽痰、宿痰、伏痰、痰核、痰包等顽疾，这又决定了它的难治性。

瘀：瘀指血液瘀滞体内，其瘀滞可为离脉之败血，也可为血液运行受阻而滞于脉内或瘀于脏腑器官内之蓄血。瘀之为患，临床见症极为纷繁，涉及面极广。现代研究表明，举凡缺血、瘀血、出血、血栓、水肿等病理改变，或组织渗出、变性、坏死、萎缩，以及组织无限增生等，无不与瘀有着直接的病理联系。

毒临床常以邪势猛烈为特点，病情严重为表现。如高热、狂躁、烦乱便结之火毒，局部焮热肿痛之热毒，滋水浸淫、淋漓糜烂之湿毒，起病急骤、病情重笃、症状相似、传染性强之疫毒等。

浊相对于清而言的秽浊之物，指体内不应存在却出现，甚至堆积之废物，如血脂增高、脂肪异常增多、代谢产物积留等。

饮：饮是水液失于运化而停于某局部的病理产物，多因肺脾肾阳气不足、失于温煦而致，故有"得阴气凝聚而为饮"之说。

湿以其重浊而伤阳、黏滞而难除、性善阻遏而气机难畅为病理特点。以上三大特点，决定了其除本身缠绵难治外，更与饮、痰、瘀、浊、毒等病邪的产生有着重要关系。

以上六类有形之邪，既可单独为病，又可相因为患，所导致的疾病病情除大多十分急重外，又有着一些缠绵难愈者。而由于检验技术的进步，一些患者甚至仅为检查指标异常而却无症状反应于临床，这不仅为有形之邪导致的疾病增加了辨证难度，也为荡污涤浊法的应用提出了新的要求。

而临床实践表明，荡污涤浊法非常适用于这类疾病的患者。如对无症状之肝炎病毒携带患者，可治以健脾疏肝、荡逐毒邪；高血脂、高黏滞综合征患者，针对其血液黏、凝及恶血、污浊之血的存在，可分别以活血、化血、破血和逐污诸法荡除。

荡污涤浊法是祛邪之法，理论上属于"攻"的范围。但临床时必须根据病情审时度势，或给予单刀直入之攻逐，或给予缓磨慢涤以蠲解，或以猛剂以荡除平定，或以巧施而搜剔涤除，而千万别以为荡污涤浊只是猛药攻逐，因为有形之邪导致的顽证中有着大量的虚实夹杂者。

如早年我曾治一顽固性经行发热患者，每于月经将至的前2天即开始发热，持续在38.5℃左右，伴有小腹刺痛，全身软弱无力，纳食不佳，上症持续至经行一二日后自然消退。月经量少，色黑有小瘀块，而周期却正常。如此已近2年，历中西医治疗不效。

来诊时正值经行次日，面色青暗无华，舌胖大，有双侧齿印，质淡而散见乌斑，脉濡涩。一般说来，经前发热多为血热，经后发热多为虚证。本案经前后发热，为虚实夹杂证。其小腹刺痛、面青、月经色黑有块、脉涩、舌乌斑及病程2年，皆说明为血瘀作祟，而其发热在月经来潮后亦作、纳差、面色少华、舌胖大等，却说明其脾虚、血虚的存在。

因此，治当以荡污涤浊法逐其瘀血，配以健脾益血以甘温除热。治以血府逐瘀汤合补中益气汤化裁：

当归 10g	生地黄 30g	桃仁 10g	红花 10g
柴胡 12g	赤芍 12g	枳壳 10g	川芎 10g
炙甘草 12g	黄芪 30g	人参 10g	升麻 10g
炒白术 10g	土鳖虫 10g	凌霄花 15g	

水煎服，每日 1 剂。服至下月行经前停药，至又下个月经行前 10 日又服，如此坚持 3 个月。

患者服完 27 剂，月经来潮，体温正常，仅经行当日小腹微胀痛。至来诊后第三次行经前又服 7 剂。月经如期而至，无任何不适，2 年宿疾，终于荡除。

可见，荡污涤浊法虽为攻剂，而在临床应用时却并非少数几首方所能完全承担，它在很多时候，都需数方乃至数法联用。兹举两例。

案一 药毒狂证

20 世纪 70 年代，一中年男子，42 岁，因咯血、潮热、盗汗、消瘦，经胸部 X 射线摄片检查，诊断为浸润型肺结核。医以异烟肼等药口服的同时，肌注链霉素，每日 1g。连续注射近 2 个月，总达 50 余克时，患者出现神识恍惚、喜怒无度的情况，随即停药，并以苯巴比妥等治疗，无效。如此迁延数日，患者病情不断发展，出现骂怒不避亲疏，高歌弃衣，并有暴力伤人倾向，家人以绳索捆绑于室内，邀余往诊。

见其怒目圆睁，张口吐舌，口中秽气冲人，烦躁难宁，脉洪实。治用礞石滚痰丸合桃核承气汤加味，服药 5 剂全然无效。又以龙胆泻肝汤加胆南星、远志、菖蒲、大黄、黄连等，再服 5 剂，也不见分毫减轻。无奈之下，只好用仲景抵当汤，令服 3 剂，服完也不见减轻。当时地处边远，患者家属也根本无法转外处治疗，只求我想尽办法减轻症状。

一日往视，见其口吐稠唾，猛然想到为何不用吐法一试。遂即开藜芦 12g、瓜蒂 15g，嘱家属速将 2 药烘干，捣细为末，分做 3 包，用开水冲服。撬开牙齿，灌服 1 包后，患者呕吐不止，吐出物为大量黏涎，带丝不断，奇臭无比，随即倦极欲睡，狂躁停止，多日来第一次解开绳索，并喝下两碗稀粥。3 日后再服下一包，出现与初次服后同样情况，而吐出物减少，吐后神识更清，语言切题。又 1 周后，令将第三包服下，药后仅干呕一阵。至此可以认为停痰、积毒、邪热均已荡除。为防复发，开下方令服 1 个月：

龙胆草 12g	芦荟 6g	当归 12g	青黛 10g
大黄 5g	生甘草 10g	胆南星 10g	远志 10g
黄连 10g	生铁落 15g	栀子 10g	黄芩 10g

水煎服，日 1 剂。

服药过程中，患者饮食日进，面转红润，精神健旺，生活自理，停药后未再复发。

该病用以诸方不效，而以藜芦、瓜蒂催吐获效。瓜蒂催吐热痰，而藜芦不仅善催风痰，更可催老痰积块，且尤其能治中蛊等邪毒所致疾患。此病为超量久用链霉素，药毒蓄积而发，有类蛊毒，遣用藜芦不仅可催吐痰浊，且可直接排毒，从而使病毒得以荡除。以后 1 个月的汤剂服用，乃因蓄毒既久，邪势既甚，荡除后当续清涤，所谓"炉烟虽熄，防灰中有火"也。

案二 厚苔不退

杨某，男，76 岁。2012 年 10 月 8 日来诊。患者 40 多年来舌苔黄厚，偶间有黑苔，口中十分难受，遂每日用竹片刮舌，刮掉大量涎腻物后稍适，而次日则又完全恢复原状，因此有时刮至出血。为方便使用，患者专门找了几张 X 射线片剪小后代替竹片备用。

患者自 20 世纪中期即开始延请名医治疗，一直不断，然而或仅小效几日，或则完全不效，而最终收效甚微。同时伴有脚心潮热，阴囊潮湿，咽喉异物感，常咯稠痰，且不顺畅，终日口中涎腻干涩。脉虚数。舌苔晨虽刮过，仍显著黄厚。患者已完全失去了治疗信心，现因颈部疼痛于我院针灸推拿科住院治疗，因甚方便，乃顺求一试。

分析患者初感湿热，未及治疗，淫于经脉，羁而不去，渐入于络脉。痹阻脉络，日久郁而生热，蕴而成毒。浊毒之邪上泛久蒸致舌苔顽厚不退；郁热而生脚心潮热、阴囊潮湿等症；痹阻致气水不运而生稠痰，口干涎腻。

该病本质上属痹，而又非一般意义上的痹证。吴鞠通在论述湿温而累及热痹时明确指出，对于这类循经入络之邪，泛用治湿之方是不会有效的。为此，他特立宣痹汤一方。细究其立方主旨和具体用药，均与此患者病机甚为切合，而欲更有效地宣痹搜剔、涤除入络之邪，必配用开通肺气之药，于是选用宣痹

汤合三仁汤加味,处方:

防己 10g	栀子 10g	蚕沙 30g(包)	通草 10g
滑石 30g	半夏 12g	白豆蔻 10g	草豆蔻 12g
薏苡仁 30g	杏仁 15g	厚朴 30g	竹叶 10g
葛根 30g	秦艽 10g	黄柏 12g	

水煎服,日 1 剂。

本方以防己祛经络之湿,滑石利窍而清热中之湿,栀子肃肺而泻湿中之热,蚕沙化浊通络,杏仁开宣上焦肺气,蔻仁宣化中焦湿浊而利气机,薏苡仁渗利下焦之湿而涤浊,黄柏清湿热。而秦艽、葛根,一为缓挛急,一可扩血管,因而除止其肩项痛外,有利于痹阻之络脉的开通。全方共同发挥宣通气机,荡涤浊邪,并为浊邪的排出打开通道之作用。

上方服完 5 剂,患者一进诊室,高兴至极地告知,数十年不退的舌苔已完全退尽,口中从未有过现在的清爽,阴囊潮湿也大减。脚心尚热,咽不适,咳痰尚存。原方再合升阳散火汤加减,处方:

防己 10g	栀子 10g	蚕沙 30g(包)	白豆蔻 10g
薏苡仁 30g	杏仁 15g	柴胡 10g	羌活 12g
独活 20g	防风 10g	白芍 30g	秦艽 12g
滑石 30g	炙甘草 10g	半夏 12g	

水煎服,日 1 剂。

上方服完 5 剂,脚心热及咽部不适均大大减轻,咳痰顺畅,口中清爽,舌苔正常。

至此,宿疾痊愈,后多次因他病来诊,而缠身 40 多年之黄厚苔终未再起。

这两例患者的成功治疗,都得益于经验思维。

案一在遵"怪病多因痰作祟"的法则治疗仍然无效时,见患者口吐稠唾,知其浊污之邪积于胸中,根据以往一贯遵循"其高者因而越之,其下者引而竭之"和"肿在上者发汗以治,肿在下者利尿以治"的就近祛邪均获佳效的治疗经验,立即采用涌吐之治法,荡涤痰浊从口吐出,从而获立竿见影之效。

案二虽病程已数十年,然据经验,凡苔厚而舌不燥裂者,总因湿羁。而治湿之法,无论采用何方,都需以宣畅气机为基础。这种宣畅气机,我的经验是不论苔黄、苔白、苔灰,首选《温病条辨》治疗湿温初起的三仁汤。至于采用吴鞠通治痹之宣痹汤，更是个人经验，因为临床治一切湿热入经犯络之病需要搜剔宣利时，曾屡用均屡获效。这里移用来治顽固黄苔属创方者并未开列的见症，纯属个人经验。因此，两案之获效，从一定意义上讲都得益于经验思维。

经验思维始于人类的生产、生活活动，并在生产、生活中占据着十分重要的地位。由于人类的生活是不断从"历史"出发而前行的。因此，经验能够为人们的思维提供一个曾亲身体验过的经验事实的鲜明参照模式，从而为解决问题提供经验保证。

经验是大脑对同类信息反复摄取、叠加、重复和筛选后保存下来的，它对经验事实有着直接的依赖性。随着经验的增多和积累，会提炼产生经验知识。经验思维依赖经验知识，而经验知识却是在无数的经验事实的基础上获得的。这就决定了时间、年龄、经历等在正确发挥经验思维作用中的重要地位。

反映在临床，即一个医生临床经验丰富与否，直接关系着疗效的高低。因为临床思维是一个医生据四诊所得，在临床经验基础上所进行的一种带有直觉性的创造性劳动。同样的资料在不同医生推理分析后可得出不同的诊断，而同一个患者，不同医生却可能开出完全不同的方，这本身就说明医生直觉性在推理中所起的作用。而推理之所以因人不同，是因为他们的临床经验不同。

然而，经验思维能够正确地发挥指导作用，还有一个"度"的把握问题。对这种"度"的准确把握，着重在于三点：第一是在重视直接经验的同时，对理性认识同等重视，并紧紧抓住二者的内在联系；第二是防止把局部的、狭隘的经验作为普遍真理；第三是防止只相信局部的直接经验，而轻视理论的指导作用。显然，只要在这种"度"内，经验思维就会为我们在解决问题时随时提供一个个熟悉的"范本"，从而使问题得到快速的解决。而一旦超越了这个"度"，就会滑向经验主义泥潭，以孤立的、片面的经验，或者与理性认识完全脱离的感性认识对待问题，从而做出错误的处理。

医学作为一门实践性很强的学科，对经验具有较其他很多学科更为倚重的特点，而中医学尤其如此。因而，如何防止经验主义而将经验恰到好处地加以运用，是每个临床中医师所必须重视的。这就要求在具体诊疗时，面对一个个自己头脑中已贮存的若干相似图像的病证，不是简单地对号入座，而是运用经验思维，将病证与图像进行研究对比，分析对照，从而做出选择处理。

而遗憾的是，很多临床医生并不是如此。他们在狭小的圈子里建立了自己简单粗放的应对模式，不管实际情况如何，总在自己贮存模型中择项以对，常常做出"谬之千里"的处理。如有的医生一生以专用某方为自豪，不论何病何证，都以该方小做加减以治。有的医生以专用某药为荣，不论何方何病，总要加用该药。

如我曾遇一医生，凡方必加建曲。当然，更多的是持一方以对一症的应对，如咳嗽用止嗽散，感冒用荆防败毒散，肝郁用逍遥散，脘胀用平胃散……当这种线性对应成了一种常态时，从表现形式看，是辨证论治被机械对应所取代，而其实质，是医者满脑子的经验主义，排斥了活泼的经验思维。这是一个严重问题，因为放眼望去，这绝不是个别现象。因而，它甚至算得上是制约中医疗效整体水平发挥的一个重要因素。

在运用经验思维时，还有一点也是十分需要注意的，那就是经验思维既以经验知识为基础，则必然受到经验知识自身特点所限制，它面向过去而非面向未来；后馈而非前瞻。这种局限表现在临床则是具有诊治的双重作用，既能促进诊断，提高疗效，又能导致误诊，延误治疗。

曾治一中年女子，小便不利，滴沥而出，但并不涩痛，也不甚黄赤，渴而欲饮，尿检有红细胞。反复发作，每发时用抗菌消炎药后可缓解，如此已半年多。近来发作次数加频，且用抗生素也不见明显减轻，遂来求以中药治疗。

观其面色少华，神疲而时显烦躁，睡眠差。乃据渴而小便不利用五苓散之轻车熟路之经验，处以五苓散加味，自认3剂而会获显效，不料患者二诊时除增尿微混浊外，病情并无改变。乃认为药力不够，原方加大用量，并加用海金沙、石韦、萆薢等清利之品，又服3剂，病情仍无进退。

此时我才突然意识到，这是简单守经验而做出的一种惰性应对。误循狭隘经验的认识定式，必须跳出经验窠臼，深入研究。本案病程已逾半年，屡经通利，早已阴伤血损，久病生郁热而渴、烦躁。证属整体热郁而局部水停，局部水停而复有阴伤津亏、膀胱络损之证。

五苓散治膀胱气化失司、三焦失于通调而致的小便不利，其功用为化气行水，与本患者之病机显然不合。后改用猪苓汤合当归贝母苦参丸。服完1剂，症状即明显减轻，3剂服完，症状消失，尿检完全恢复正常。续方再服3剂以巩固疗效。停药后未再复发。

渴而小便不利为温阳化气行水之五苓散的适应证，但却不是唯一治法。猪苓汤利水而防伤阴生燥，利尿而兼导邪泄热，疏利湿浊之邪却不会伤正，滋润已耗之阴津而不虑助湿，是极合本患者病机的选方。加用对血虚气郁所致小便不利具有良好效果的当归贝母苦参丸，更是增强了猪苓汤的疗效，因此收到一剂知、再剂愈的极佳效果。

而这种十分单纯的病机，却因没有正确地运用经验思维，以致一直延至第三诊时醒悟后才认识到。这使人真切地感悟到，经验思维在给人提供解决问题快速有效之便利的同时所存在的局限性。它提示我们在运用临床经验时，不可只管"搬用"。特别是在疗效欠佳时，应当立即想到从思维角度寻找原因，参用其他思维方法加以解决。

十九、攻滞逐留法——谈形象思维

攻滞逐留法同荡污涤浊法一样，都属于攻法，均是用具有祛邪作用的药物对蓄留于体内的有形之邪进行逐散排除的治疗方法。将它们分列两篇来阐述，是因为在临床应用时两者有着不同的适用范围和作用机制。这种不同，主要表现在以下几个方面：

首先是所针对病邪的范围不同。荡污涤浊法针对痰、瘀、毒、湿、浊、饮等有形之邪的肆虐或停贮，而本法主要针对瘀和浊的阻滞与蓄留。

第二是所对付的邪势不同。荡污涤浊法针对的是邪势或鸱张狂虐而病情急重，或贮留停积而难拔其根。本法所针对的多为邪郁日久、脉络阻滞所导致的各类顽固不去的复杂证象。

第三是所治疾病不同。荡污涤浊法既用于起病暴急、病情急重之病，又用于邪气盘踞之痼疾沉疴，如疫毒瘟病、热毒狂躁、留痰停饮、积液水肿、滋水浸淫、污血败血等。而本法主要起通滞剔除作用，用于治疗各类脉络阻滞及因滞蕴久而生的诸多病症。

如因瘀阻脉络而生的耳鸣、耳聋、脱发、肝积、肝著；痰浊瘀肝而生的肝癌；痰瘀互结而致的乳癖、乳核；蛊毒秽浊之邪阻滞而生的肥气、伏梁等积聚包块；素体不耐、邪毒深蕴营血而致的蝶疱流注；湿热蕴结、煎熬尿浊而致的砂淋、结石；痨虫侵袭阻滞而生的痨病、疳积、干疳；气血干涸而致的皮肤干瘪、腹胀青筋、骨瘦如柴等。

此类疾病除以有形之实邪滞留为基本特点外，多兼有明显的虚损证象，临床多呈虚实夹杂，其中相当一部分甚至完全以虚损证候出现。以上虽然只是略举之例，也可看出这是临床极常见到而却十分难治的一大类疾病。

因而，针对它们的共同病机所确立的攻滞逐留法在临床有着十分广阔的使用天地。由于这是一类邪实而正虚的病证，很多时候呈现出"虚为积之本，积反为虚之标"的情况。治疗时掌握好攻、补、通、扶的先后顺序或准确地联合运用显得尤为重要。

关于这点，最具有典型意义的当数儿科疳证的治疗。本证现在虽已少见，而在数千年的儿科学发展中，它一直被列为痘、麻、惊、疳儿科四大主症之一。因而，其治疗所体现的原则性在当今临床仍不失指导价值。

疳证以脾脏虚弱、复使其他脏腑严重受损、出现诸多复杂见症为临床表现。而不仅其病因为有形之邪蕴积中焦，且整个病程中这种积滞（包括虫积肠中）又作为病机而始终存在。治疗之时必须注意到这种特殊性，不去其积，难复其正；而仅着眼于虚损，又势必陡然。

20世纪60年代中期，曾治一名6岁患儿，每于黄昏即开始干嚎无泪，连续不断，须至次日天明方止。长期泄泻水样大便，内夹完谷不化物，偶排一两条蛔虫。严重厌食，腹部胀满，青筋显露，如是已逾半年。曾以健脾止泻、驱虫消胀等方药救治无效。来诊时见其毛发枯焦稀少，面黄青晦，倦怠似睡态，爪甲无华而微呈青色。

这是一例虫扰厥阴、肝强脾弱之肝疳证。前医未明病机证候，将其本末倒置，见症治症，故久治无效。宜先从消积理脾，驱虫止泻，刹止病势，继用益肝扶脾，以调平五脏盛衰，复其协调功能，最后用健脾补中，为患儿蓬勃生机的恢复和焕发提供机体保证。

乃先以芦荟肥儿丸加减，药用五谷虫、芦荟、煨肉蔻、炒扁豆、鹤虱、胡黄连、黄连、干姜、生麦芽、炒山楂、建曲、炒山药、芜荑、使君子、莪术等，水煎服，日服1剂。配合针刺四缝穴，针后挤出黄色液体，隔日1次。

延至第7天，患儿开始索要饮食，精神好转，尤其令家长高兴的是，嚎哭每晚减至两三次，每次仅半小时。以上治疗坚持1个月后，嚎哭已止，纳食恢复正常，大便日一两次，已呈半干，余症均减。改用抑肝扶脾汤加减，坚持服用1个月，患儿除消瘦、腹部尚微鼓外，已无明显见证。停针四缝，改用资生丸加减，药用：

人参 15g	炒白术 15g	薏苡仁 15g	黄芪 30g
炒山药 30g	茯苓 15g	莲米 20g	炒扁豆 20g
建曲 20g	生山楂 20g	藿梗 15g	白豆蔻 10g
芡实 20g	莪术 12g		

共研细末，炼蜜为 60 小丸，每日早晚各服 1 次。服完 1 个月，再取原方制作。连服 3 个月后，患儿症状全部消失，面色红润，精神健旺，停药。

整个治疗历时 5 个月，经 3 个不同阶段，而贯彻于始终的是攻滞逐留。显然，能获得良好疗效的关键在于准确掌握了补与攻的侧重和巧妙联用。而攻滞逐留法，临床更多的是用于瘀血滞于脉络所致的诸多病症。兹举两例。

案一 暴聋

郎某，男，37 岁。突发耳聋月余。1 个月前某日突然发生眩晕，视物旋转，呕吐，冷汗自出而住院治疗。经治疗眩晕止，但双耳突然失聪，再度住入某医院，经高压氧、药物、针灸等综合治疗，全然无效。主管医师明确表示，再无治疗方法，建议出院佩戴助听器解决。患者出院后又延请多名中医医生，服药近 20 剂不见好转，经友人介绍来诊。

目前，患者双耳近乎完全失聪，自觉严重堵塞感，情绪十分低落。沉默寡语，面色苍黄少华，脉象、舌苔、舌质无明显异样。

分析此病缘于素体亏虚，忽感风邪，引动痰浊水湿，泛溢内耳，扰乱清空之窍，故突发眩晕。经过治疗，眩晕虽平，而邪毒壅滞清窍所造成的局部气血瘀滞并未消除，且随着病后的体质虚弱，祛邪调节能力下降，邪毒入犯内耳之络，络脉瘀阻而致听力丧失。

位于头颅清宫之诸窍，最不能容邪气羁留，否则极易造成不可逆转的永久性损害。本患病程已 1 个月余，需当抢治。

以通窍活血汤合磁朱丸加味，处方：

白芷 25g	桃仁 10g	红花 12g	赤芍 12g
龟甲 15g	磁石 20g	菖蒲 10g	建曲 10g
葛根 30g	朱砂 1g（冲服）	地龙 10g	生姜 10g
葱白 20g			

水煎服，头煎时加白酒 50mL，日 1 剂。

上方服完 5 剂，严重的耳中堵塞感消失，凑近耳边大声说话可以闻及，患者精神好转，情绪活跃。续方再服用 5 剂。

三诊时面色苍黄消退，听声较前小有进步。嘱寻找真麝香。

四诊时找到真麝香 2g。开上方 5 剂，嘱煎药法同前，每剂煎 3 次，煎成去渣后加入麝香 0.15g，搅匀后分 3 次服下。

五诊，服完上方药后听力完全恢复正常，亦无其他任何不适。

通窍活血汤可以说是攻滞逐留法最具有代表性的方。王清任在立这个方时开出了 14 个适应证，"耳聋年久"为 14 证之一。

王氏自注："耳管通脑，管外有瘀血，靠挤管闭，故耳聋。"这个自注说明本方不只适用于耳聋之年久者，凡有血瘀、靠挤管闭者都可使用，故首诊即毫不犹豫地采用了此方。

方中麝香难寻，用时多以大剂量白芷代替，一般仍然有效。而本案和我长期的临床实践证明，加用了麝香后确实可收到完全不一样的效果。

方中黄酒可用高粱酒或玉米酒等一般粮食酿制的白酒代替，疗效不受影响。

本案还加用了孙思邈的磁朱丸，是因其能摄纳浮阳，治耳聋耳鸣是其主要功用之一。再加葛根升清阳并能扩张血管，地龙通络息风，龟甲补肾潜阳以顾病程日久所致的肾受波及。

案二　脱发

幸某，女，36 岁。10 年前在一次较长时间的呕吐、腹泻后开始脱发，初从后脑开始，渐及顶部，终成全部脱发。在自用"章光 101"等药涂搽，医又以大剂补肾药治疗后，开始长出新发。但长至 1 年即全部脱光，脱完后又渐长，而长至 1 年又脱光，如此反复十余年。所脱下之头发如剪刀剪下，无根无屑。脱后头皮光亮，不痒不腻。

患者曾于医科大学附属医院等多所大型医院皮肤科辗转治疗，全无效果。月经量少，色黑，经行腹痛，且平日全身畏冷。

来诊时脱去假发后，头部有数团新生发，每团直径三五厘米不等，长度亦在五厘米左右。其余无发，头皮均呈光亮。脉细缓，舌苔薄黄。

辨为瘀阻络脉之脱发症。处以通窍活血汤加味，处方：

白芷 25g	桃仁 10g	红花 10g	大枣 20g
葱茎 20g	生姜 12g	赤芍 12g	川芎 12g
生地黄 30g	当归 12g	羌活 10g	白芥子 10g
侧柏叶 20g	制首乌 30g		

初煎时水、酒各半，后两煎时只用水煎服，三煎混匀后分 3 次 1 日服完。另用成药血府逐瘀片，每日 3 次，每次 4 片。

上方服完 24 剂后复诊，头皮各光亮处均长出新发，全身畏寒感减。又服完 30 剂后，头发长势良好，未见脱落。再服 30 剂后，头发已长满全头，但不长且色白。月经较前准时，颜色鲜正，但量少。

以后断续服上方，共治疗 1 年又 3 个月后来诊，满头乌黑光泽之头发均已整齐地长至数寸长（中途曾数次剃光），月经完全正常，停止治疗。

此例患者病机单纯，证象典型，其瘀滞为患应当是容易辨识的。而十多年辗转中西医治疗无效的经历，一定程度上反映了临床医师对"滞而不通，不通而致不荣，不荣而致毛发枯脱"的这类病机的忽视。

王清任在其所制之通窍活血汤条文下首治病症即头发脱落。在明确指出"皮里内外血瘀，阻塞血路，新血不能养发，故发脱落"这一瘟病后头发脱落病机的同时，特别强调"无病脱发，亦是血瘀"。可见王氏不仅认为很多情况下脱发都是缘于血瘀，而且自信采用通窍活血汤治疗，效果是十分肯定的。验之于临床，血瘀而致的脱发远远多于肾虚、气血亏虚等所致者，因而通窍活血汤治疗脱发证时，有着很多的使用机会。

本案治疗还配用了成药血府逐瘀片，该方在《医林改错》出方时，其所治病症中并无脱发一症，将其用治脱发是对该方的深度解读。王氏以"逐瘀"冠名的方有近 10 首，唯本方配伍特别，即由调气之代表方四逆散和活血之代表方桃红四物汤两方为基础构建，而其他诸逐瘀汤都仅以活血化瘀药再对症配以温通宣散等药组成。

本方既从气血根本入手，则立方主旨必非囿于局部，方名也不同于其他诸方以作用部位命名，而以血府命名，血府是什么？《素问·脉要精微论》明确告知："脉者，血之府也。"脉既为血府，人体脏腑、四肢、皮毛、肌肉，无处不有血之循行，因而，"血府"病位绝非止于某一部位。

通过以上解读，可以认为血府逐瘀汤用以治疗由瘀而致的多种疾病，应该是有效的。故多年来，治血瘀脱发在以通窍活血汤为主的同时，我常配用此方，收到了推滞助通、攻邪逐留作用可靠、养血护血佐使作用理想的效果。

以上两例患者的成功治疗，得益于形象思维。案一从"管外有瘀血，靠挤管闭"，通过推测通于脑的耳管被挤闭后方致耳聋的形象思维确立了病机。案二从水管阻塞不能送水，无水滋养而花草枯死的形象化图像，想到瘀血阻塞血路，新血不能养发而致头发脱落，更是形象思维的运用。至于攻滞逐留、祛瘀通络的治疗方法，既是对病机的形象认识的接续，又是在"管堵当通"形象思维的开启后对治疗法则的具体采用。

形象思维是一种寓于形象的思维，即用形象来思维，形象是本思维法的材料基础。在思维活动中，借用往昔储存于头脑中的形象信息，找到未知对象与已知对象之间能够相比较的属性，帮助解决所需要解决的问题，即形象思维。它是一种借助事物的形体、色彩、线条、图形之间的逻辑关系，推导出未知形象相关结论的思维方法。

在具体运用时，当我们无法解决某些问题时，可从头脑形象中找出与该问题具有相同属性的事物，并将其功能赋予到所需解决的事物身上，从而获得解决。如我们不能整齐切割木块，而茅草的锯齿割破皮肤后却留下整齐的切痕，由此推导如果将铁片制成锯齿状不就能将木块整齐切割吗？

中医思维注重一个象字。"象"是什么？类似的事物有类似的形体，类似的形态在脑中就会形成类似的表象，若将相似的表象进行概括，则会产生与原来形态不同的经过抽象后的"象"。它是被简约重组了的。因此，这种思维不仅具有形象性，而且具有抽象性和概念理性意义，如"脉象""舌象"等。可见这种"象"，是在形象思维参与并起重要作用的情况下得以确立的。

中医学"取类比象"和"远取诸物，近取诸身"的认识方法，注定了形象思维在其理论构建和临床应用中都占据着十分重要的地位。

如中医基础理论中由阴阳而认识人体相反相成的动态机制；由五行物质的不同属性，推想与其对应的脏腑属性和相互间运动变化的关系；由鸟兽动作类比而成五禽戏；由形态相似而将疾病命名为鹅口疮、鹅掌风；由微风吹鸟毛状想到浮脉，病蚕食叶慢而艰之态想到涩脉；由状似马项佩铃而将该药命名为马兜铃；用"喉间水鸡声"表述哮喘咳逆上气时之症状表现等。可见形象思维从中医理论的基础构建到临床具体都起着十分重要的作用。

一些通过形象思维而形成的被普遍遵循的治疗原则在理论中被固化，成为对某种特殊病机独具针对性的治疗方法。如提壶揭盖、增水行舟、泻南补北、釜底抽薪等。它们极为精炼地表述了治法与病机的特异关系。不仅如此，形象思维很多时候对临床遣方用药还有着奇妙的指导作用。

曾治一中年患者，哮喘、胸闷、咳吐黄痰，咽干，腹胀满，并因惧胀而畏食，病程十余年，因长期畏食而消瘦。曾做纤维支气管镜见肺内大量痰液存留，CT检查疑为结核，经中西医救治无效。对于这例患者的治疗，在健脾行气运湿以解决生痰之源的同时，必须"倾倒痰浊"，"洗涤"肺脏，否则久积窠臼之痰浊绝难荡除，患者的窘迫难受是不能解决的，当然更不用说治愈了。

而什么方药才擅长"洗涤"作用呢？这时我想到了平日用以洗发的皂荚最能清除浊腻，而瓜蒌仁性滑，也长于涤垢除腻、洁脏净腑。因而选用皂荚、瓜蒌仁配以二陈等加味，药后患者初吐大量稠浊痰涎，症状逐渐减轻。持续服药月余，吐出痰涎从少到无，临床症状基本消失。

二十、筑城御贼法——谈情感思维

"筑城御贼"法，是在"邪之所凑，其气必虚"的发病学理论基础上确立的一种治疗方法。而"邪之所凑，其气必虚"的宽泛性决定了它只能是一种理论原则，对临床诊治难以起到具体指导作用。筑城御贼是在其思想指导下的一种具体应用。

这里"筑城"是指通过药物治疗，以调摄脏腑、补益气血、充填肾精、温补肾阳等，从而使业已被毁损的疾病防御体系得以恢复，体质得以增强，并在调摄过程中使疾病得以消除的一种治疗方法，因而在许多顽证治疗时常被采用。临床多用于三种情况。

1.禀赋不耐，素体亏虚。这类患者多有遗传、早产等先天因素或后天严重不足等情况。他们有的弱不禁风，感冒不断；有的稍进冷食，哪怕是一个水果即腹鸣腹泻，或稍吃极少姜椒即衄血不止；有的一遇冷风即斑疹乍起；有的终年皮下青紫斑块不断。对于这类患者，治疗不可操之过急，只能从调整、调养、调和其体质入手，持之以恒地治疗，待正气渐强，机体护卫体系强健，

"城垣"坚固地构筑起来后，发病方可停止。

曾治一名30余岁青年女子，终年感冒不断，稍一遇风即流涕、喷嚏、恶寒身痛。平日畏冷神疲，面色苍白，月经极少，中西医久治均只可稍缓症状一两日，旋即如故。接诊后我明确告知，必须坚持服满3个月药后再议第二疗程，中途不可一日停药，否则另请高明。患者完全答应后，我处以防风100g、白术100g、黄芪300g、鹿茸30g、蛤蚧3对，上药服用1个月的量，共研细末，分作90小包，每日早中晚各服1包，红枣生姜汤送下。连续服完3个月后诸症消失，与常人衣着相等而耐风寒。

2.疾病毁损，正气衰败。这类患者多因罹患重病或大出血后所导致。身体遭受重大打击，正气衰败，抗病防病之正气体系被毁坏，可表现为百病丛生而无从入手治疗，或某症突出而屡治无效。这种患者，不渐培正气，从真阴真阳之基源加以调养，逐渐构筑重建其御病之"城垣"，痼疾既不能除，而又极易发生新感。

如曾治一晕厥17年之女患者，因分娩时流血过多，数日后突发晕厥，出现头晕、汗出、肢冷，随即知觉丧失，经抢救复苏。而自此晕厥常作，每年少则发作一次，多时达五六次，多次于中、西医院住院及门诊不断治疗，均无大效。

近半年来发作次数加频，每月必发一次。发前心累，心慌，冷汗淋漓，视物晕花，头晕难以自持，旋即昏倒。昏迷时间从原来数分钟延至1小时许，而后方能苏醒。醒后视物模糊，瘫软无力，久久不能动弹。平日月经量少，且经行则必感冒。

本患者由大出血致气血亏虚，渐渐耗损肾之真阴真阳，动摇根基，成为经血亏虚、脑失所营、清宫失养、神无所倚之虚损晕厥。治疗之法为必须渐培根基，让脾肺之气、心肺之血、肾精肾阳得以不断相滋，齐生共长，使残破的"城垣"逐渐坚固，如此方可收正气不再耗散、虚损得以补益的治疗效果。乃以归脾汤合斑龙丸、河车大造丸化裁司治，坚持服药3个月，晕厥得止，月经量增，其余症状全部消失。

3.虚劳百疾，疾病迁延。这是一类长期身体不适而又不知所苦的病证。患者因虚劳而生百疾，既无突出见证而又感无处不病，是一类脏腑亏虚、邪气羁留的疾病。亏虚则如"城垣"残断破缺，邪羁则似"寇贼"入侵潜留。治疗之法为必须边驱逐滞留之"寇贼",边修复护卫之"城垣",方能根治。

仲景针对虚劳诸不足之风气百疾所立的薯蓣丸,是体现本治法的标准方。而它以 100 粒为一疗程的持久用药,则是对"筑城"须持续而渐进的具体示范。这对长期处于不宁、不适等亚健康状态的人有着十分重要的治疗作用。

如一曾患肝炎的患者,肝炎症状完全消失后多次查肝功能均正常,病毒血清标志物无异常,却总感头晕,睡眠不好,便稀纳差,稍多食即嗳气脘胀,心悸气短,终日倦怠神疲,总惧肝病未愈。3 年多来四处医治,服中药数以百剂计。而注射干扰素 3 个月,病情终不见好转,面色苍白少华。

病属肝、脾、心三脏受损,阴阳气血皆亏之虚劳。当扶养正气,祛风利湿,疏利和中,以图全面重筑城垣。处以薯蓣丸,水煎服,日 1 剂。服药 5 剂后精神好转,头晕气短等症减轻,患者的治疗信心大增,守方服用 2 个月,诸症消失。

本法用之得当,对一些顽固性疑难病症有着特殊的治疗作用。兹举两例。

案一 全身畏冷

廖某,男,72 岁,全身畏冷 22 年。自幼多病,少年曾久患"疟疾",稍后长期咳嗽、咯血,于 1953 年诊为"结核性胸膜炎",住院治疗得愈。20 世纪 80 年代初,因经常睡卧潮湿之地,发现全身异常寒冷,关节微痛,并逐渐加重。

冷感以双下肢及背部为甚,常有冷至发痛的感觉。夜尿频多,每晚最少 4 次。全身冷汗多,尤其双足,常冷汗淋淋,清涕淌滴,偶有遗精。另有严重的三叉神经痛,迁延 10 年不止。虽曾于某大学附属医院做骨宽松术,也仅停发 9 个月,但现在仍一直靠打封闭维持。脉迟,张口受限,难察舌象。

这是一例开始为寒湿外侵,未及时治疗渐至阳气受损,营卫失和,复又治不如法,终致肾中元阳亏耗,无以鼓动阳气而温煦全身之证。其正气日亏,变证丛生,恰似城垣之日渐破损,内不能留正防逸,外不能御邪防入。治疗之法,不可贪求速效,只可培护根基,扶助元阳,积渐而增体,"筑城"而御邪。

处以右归饮合二仙汤加味,处方:

炮附片 20g	肉桂 10g	山茱萸 15g	宁杞 30g
熟地黄 30g	杜仲 10g	山药 30g	炙甘草 10g

仙茅 12g   淫羊藿 15g   鹿角霜 12g   锁阳 15g

水煎服，日 1 剂。

二诊，症无进退，夜卧醒后口干。改用黄芪桂枝五物汤加味，处方：

黄芪 30g   桂枝 10g   白芍 15g   炙甘草 10g

大枣 20g   龙骨 30g   牡蛎 30g   炮附片 30g

熟地黄 30g   九香虫 10g   鹿茸 5g（冲服）

上方连续服用十余剂后仍无寸效。仔细研究本病虽为多年顽疾，而病机尚不难辨析，初诊时的辨证应当是正确的。不效之因在于：①未坚持，背离了"积渐"的原则。②当从剂量、配伍和药品质量上查找原因，经患者将自配之鹿茸带来看后，原来是鹿角。乃令重购真品鹿茸，并将处方调为：

炮附片 30g   肉桂 10g   山茱萸 20g   熟地黄 15g

杜仲 12g   山药 30g   宁杞 30g   淫羊藿 12g

仙茅 12g   炙甘草 10g   白芥子 10g   鹿茸 10g（冲服）

上方服用 10 剂后，全身寒冷开始减轻，仍晨淌清涕，加用炒苍耳 10g、乌梅 10g、干姜 6g。

又服 30 剂后，不仅寒冷症状大减，冷痛现象消失，已无清涕，且隆冬虽来临，比往年明显耐寒，汗亦得止，脉转缓而有力。近日诊时稠涕中夹少量血丝。前方加生地黄 15g、黄芪 10g。

后继续服药，皆以前方为基础，随证小有加减。前后服药 9 个月，全身畏冷明显减轻，诸症消失停药。1 年以后因近日有些自汗出，怕原病复发来诊，仍以前方数剂而瘳。

案二　虚劳

李某，男，40 岁。3 个月前患者感心累、气短、神疲乏力，面色逐渐苍白，并呈进行性加重而去某综合医院就诊。经查疑为"骨髓增生异常综合征"，转往某大学附属医院。查血常规：红细胞 2.76×10^9/L，血红蛋白 67g/L，血小板 69×10^9/L。骨髓象示：①红细胞增生明显活跃，占 57%，提示增生性贫血。② MDS 待排。③聚合细胞增多，血小板减少。骨髓细胞学检查：目前骨髓增生明显活跃偏极度。

诊断：骨髓增生异常综合征。经输血及药物治疗，症状缓解，因经济困难出院返家。

目前心悸不宁，头晕，全身无力，精神极差，神疲懒言。面色㿠白，脉细数，舌苔白黄。

证属禀赋不足、精血亏虚、五脏俱损之虚损。

拟血肉有情之品以补益气血，填精益肾。方以右归饮合十全大补汤加血肉有情之品以滋培之。

处方：

炮附片 15g	肉桂 10g	山茱萸 15g	山药 30g
宁杞 30g	熟地黄 30g	黄芪 30g	白参 10g
炒白术 10g	茯苓 10g	炙甘草 10g	阿胶 10g（烊化）
当归 10g	龟胶 10g（烊化）	鹿茸 10g（冲）	肉苁蓉 20g
锁阳 10g			

水煎服，日 1 剂。

上方服完 9 剂，红细胞已升至 $3.38×10^9$/L，自觉较前明显有力，精神好转，头晕等症减轻，面色已有红润之象。但药后身起痒疹，上方加乌梢蛇12g、蝉蜕 10g，10 剂。

上方服完后，血常规检查示全血指标均有上升，诸症继续减轻，但皮肤瘙痒较为明显。考虑对鹿茸等动物类药过敏，暂停上方。改用四物汤合三草抗敏汤 4 剂。药后痒疹消散，瘙痒明显减轻。复用原方去鹿茸、附片、肉桂，加紫河车 10g、青黛 10g、黄柏 15g。

药后除用力时心悸、头晕外，已无明显不适。患者能参加轻体力劳动，停药外出务工。

以上两例的治疗都采用了"血肉有情之品"这类特殊用药。所谓血肉之品指一些动物的肉、血及其附属物和加工之品。本来药物包括了矿物类、植物类、动物类、加工品类等，它们都是同样被使用于临床的，而为什么只将动物类中的一类药物特别地称作为"血肉有情之品"呢？这是因为中医学的治疗思想采用了情感思维法。

情感思维是一种特殊的思维方式，它是人类在同自身生存环境的长期交互作用过程中所形成的。说它特殊，是因为无论从思维过程还是思维结果看，它都不同于一般思维方法。在思维过程中，它不像逻辑思维那样具有明确的思维规则、思维程序和思维方法，因而其思维结果不仅不具有清晰的图表性、准确的可效仿性，甚至仅仅只以一种感情式的、隐约的、只可意会不可言传的模糊图像出现。

然而，决不可因此忽略了它的特殊作用。因为任何思维过程都是主体和客体相互作用的过程。主体在这一过程中认识客体的深度，在很大程度上取决于其内在结构。而主体的情感在这一结构中有着重要作用。它同知识、思维一并形成的三大系列是决定主体内在结构优化程度的三大要素。其中主体的知识系列、逻辑思维属智力因素，情感系列则属于非逻辑、非智力因素。而人的一切认识活动都需要知识系列和情感系列交织在一起，才有可能实现丰富多彩和具体入微。

在情感思维中，主体同客体相互交融，彼此渗透。主体以自己的经验和情感出发，并将之十分自然地交融于客体，形成一种活生生的思维活动。这种活动在临床诊疗中不仅可极大地提高正确辨证率，乃至可将临床诊疗提升到一种医患一体的至高境界。而那种只重知识、逻辑，却不重情感的诊疗，首先表现出的是身与心的分离，进而是医与患的分离、主体与客体的分离，其结果只能是主观认识与客观实际的背离。

情感思维重在一个"情"字，有情才能育思。情感缺乏必然导致思维功能障碍，只有情和思相互作用，结为一体，彼此牵制，彼此影响，成为思维活动的常态，才能保证思维的活跃和流畅。

中医学作为"仁术"，以"普救含灵"为宗旨，对于情感思维有着更为特殊的倚重。《伤寒论》中对脏厥与蛔厥的判别，生动地体现了这点。论中提到："肤冷，其人躁无暂安时者，此为脏厥……蛔厥者……令病者静，而复时烦者，此为脏寒……"这里将患者平静一会儿后又开始烦，与一直烦躁不停，作为两者的根本鉴别点。

脏厥一般是危证、死证，而蛔厥却仅用乌梅丸即可治愈。如此天壤不同的病情和治疗转归、判别点竟仅仅在一个貌似相同的症状表现上。遥想当年仲景若不以无数日夜守护在患者床前，从无数患者身上长期反复观察，哪能获得如此精准的认识？这里充分显示了情感思维在临床诊疗中的巨大作用。

同样，上两例用"血肉有情之品"的认识也源于情感思维。认定它们具有特殊补益作用，不仅是因为"物归其类"，还因为它们与草根树木类药物不同。草根树木"无情"，因此，没法起到对精血亏虚者的补益作用。这里用"有情""无情"加以区分，实在是先贤们在用药时运用情感思维的绝妙写照。

跋

"功夫在医之外！"

一句凝练的语言传递了三点重要信息：第一，医学是十分需要相关学科知识支撑和铺垫的一门科学；第二，理论解析精透，疑难病症得解时，需要看到相关学科知识在其中所起的重要作用；第三，欲成名医，在精研医学的同时，必须铸锻过硬的医外功夫。

在本书即将送印付梓之时，我突然想到了这句话，并感到很重要，一定要告诉大家。因为我在读关于现代思维学的一些书时，根本就不是为了用以指导临床，而是在传统临证思维无法满足实际需要时才想到它，进而才研究它、利用它。

同样，当初读兵书时，何曾想到它能对医学研究发挥作用？也是面对纷繁复杂的疑难病症的治法，不能以最令人满意的方式进行归类总结时，才想到《孙子兵法》和《三十六计》的总结法。其传神、点睛、深刻、准确和易懂的特点，正是对疑难病症辨治法之概括所需要的，因而才效法它。由此才有了今天奉献给读者的这本拙著。

记得外国有位学者说过："构成科学的并非事实本身，而是整理事实的方法。"倘若拙著在研究方法和整理方法上还算有些草创，则不难看出，这确实是得益于对"功夫在医之外"一语的躬身践行。

这种"功夫"，当然是在年复一年、日复一日坚持不懈的苦读中得来的。虽然我在《刘方柏重急奇顽证治实录》一书中早已提出了"满足实际需要先读，弄清理论原委后读，百家著述兼读，经典著作研读，坚持不懈普读，遇着问题现读，无效之时寻觅读，获效之后背诵读"等一整套读书方法，而这里强调的苦读，更要求挤出时间尽可能多地读一些医外书籍。

　　诚然，它不能满足实际需要，也不能解决当前问题，因而不仅不显得重要，相反还有"不务正业"之嫌，但千万别因此而忽视了它对你根基培植、素养锻造和境界推送中所起的无可取代的作用。而当你通过这种培植、锻造和推送后，一定会才气勃发、思路流畅、视野宽阔起来，从而在医学研究时能凌空俯瞰，入微探析，深入到常人无法深入的层面。

　　胡适曾说过："在困惑的日子里，只管耕耘，不问收获，在那些还没有看到的地方，她已经开花结果了。"这是教人在人生迷茫时需不忘求进的话，而我却把它当成泛读而产生意外收获，泛读可得嫁接硕果的箴言加以奉行，并在这里作为经验，介绍给大家，希望能有所裨益。

　　有两句古诗，大概能表达我写这篇跋文的中心思想，那就是"只须春风二三事，造化天然在此间"。

刘方柏于四川乐山寓所

2016 年 1 月